わがままに老い支度

いずれ来る孤独への30の提案

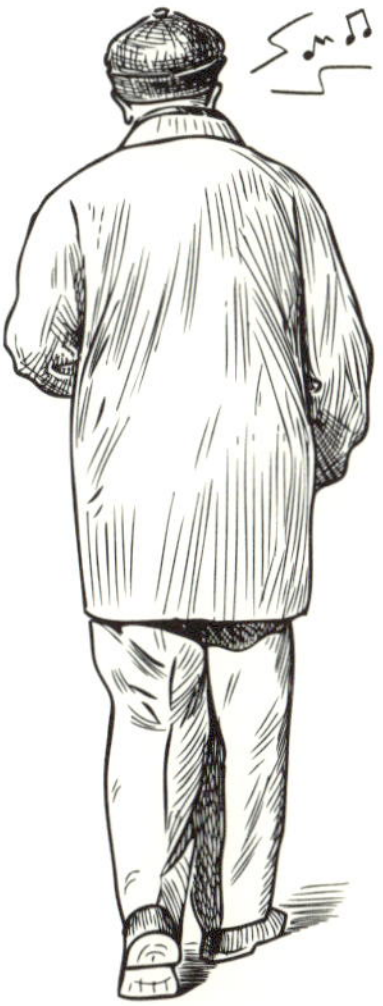

医学博士
松原英多
Eita Matsubara

桜の花出版

はじめに

孤独とは寂しいものです。群がり動物の代表である人間には耐えがたいものです。一人になっても住み慣れたわが家では、暗闇でもスイッチの位置は分かります。スイッチオンー。部屋は明るくなり、隅々まではっきりと見える。見えたものは自分一人。一人と分かっていても習慣です。

「ただいま」「……」返事はありません。声だけが部屋の中にむなしく響きます。「ああ、一人だったんだ」改めて気が付きます。孤独とは実に寂しいものです。誰もいません。自分一人。ソファーに座り込むと、つい口癖の「おーい、お茶」。半分口にしたところで、一人だったという現実にまた気が付いて、寂しく苦笑い。慣れぬ手つきでお湯を沸かし、茶葉を入れてやっとひと休み。お茶も苦い。

孤独になる前は、冬ならば、玄関ドアを開けると暖房で暖められた空気が冷え切った体を温めてくれました。夏ならば、涼しさがほてった体を冷ましてくれて、ほっとしたものでした。いわゆる家庭の味です、ありがたさです。

その味もありがたさもないのです。もちろん会話もありません。仕方なしにテレビをつけても、画像がただ動いているだけ。心が内容を追いかけない。

孤独とは一人になることです。古くは『孟子《もうし》』（梁恵王篇《りょうのけいおうへん》）にも登場する言葉です。日本では平安初期の法律解説書である『令義解《りょうのぎげ》』の注釈で、具体的な解説が載せられています。孤独は、「鰥寡孤独《かんかこどく》」からきています。「鰥」とは61歳以上のやもめ（妻を亡くした夫）、「寡」とは50歳以上の未亡人、「孤（惸）」とは16歳以下の父親のいない子供、「独」は61歳以上の子供がいない者を指す、とあります。要するに家族を失い、一人になるということです。

驚くべきは、「鰥寡孤独」の言葉が、孟子の時代から使われていたことです。何千年前から孤独があって、人間はその寂しさと闘っていたのです。

我が国にも、有名な式子《しきし》内親王のお歌があります。代表作は次の一首です。

「玉の緒よ　絶えなば絶えね　ながらへば　忍ぶることの　弱りもぞする」

式子内親王は、後白河天皇の第3皇女で、和歌の名手でした。内親王とは皇族のご一員ですから経済的にはお困りになっていなかったでしょう。それでも迫り来る孤独を我慢するのは辛い。我慢する力も失せたと歌われます。現代の孤独者と同じです。時が流れ時代が変わっても、孤独は存在し、人々は、その寂しさに泣きます。

また、恋する若人が、よく言いました。「生まれたときは別々でも、死ぬときは一緒」と。若い二人の強い愛の表現です。しかし現実は、なかなか筋書きどおりに行きません。どんなに必要としていても、愛し合っていても、寿命の個人差には負けてしまう。「死ぬときは一緒」は、よほどのラッキーチャンスがなければあり得ない。つまり99%のカップルには孤独がやって来るのです。

となると、ここらで立ち止まり、孤独を真剣に考えてみる必要がありそうです。「臭いものには蓋」といって、人間は嫌な現実から逃げたがります。

しかし、逃げるに逃げられないのが孤独なのです。

孤独の日はやがて来る、きっと来る。その日のためにも、孤独というものを知ることは重要ですし、その対策を考えておく必要があります。そして心地よい孤独を目指しましょう。心地よい孤独とは、一人であっても、心身ともに健康で、仲間もあり、最低限必要な経済力もある、といった状態です。

平均すると女性の場合、夫を失っての生活に慣れるまでには、約5年ほどもかかるといいます。孤独に強い女性ですら5年もかかるのです。孤独に弱い男性ならば、2倍も3倍もかかるかもしれません。

現在、我が国では孤独老人が急増中です。内閣府などの調査によると、65歳以上の独居高齢者の数は、2000年に300万人になり、2015年にはおよそ600万人へ倍増、2035年には735万人になるだろうと推定されています。

孤独老人が増えれば、孤独死も増えます。孤独死の男女の比率は、2000年以降で男8：女2。やはり男性は孤独に弱く、孤独死も多いのですね。

女性は強い。男性よりも人づきあいの頻度が高いことが背景にあるからでしょう。

本書では、その対策もしっかりとお話しします。

目次

〈外出も面倒↓運動機能の低下↓閉じこもり↓認知症〉
〈食べるのが面倒↓高齢者性栄養失調↓認知症〉
〈おしゃれも面倒↓社会性の喪失↓認知症〉
〈話すのも面倒↓会話機能低下↓認知症〉

いずれ来る孤独への30の提案

第3章 孤独を健全にする「心」の持ち方

第4章

孤独に打ち勝つ「脳」の活性法 101

第5章

孤独と闘える「体」の作り方 129

第1章

孤独になるということ

高齢孤独の怖い現実

寂しさは命を縮める

孤独には二つの大きな悪があります。短命と認知症です。

孤独とは寂しいものです。

「起きてみつ　寝てみつ蚊帳の　広さかな」は加賀《かが》の千代女《ちよじょ》の有名な句です。加賀の千代女は17歳で嫁ぎ、一子をもうけます。3、4年もすると不幸にも夫と子供に先立たれます。そのときの孤独を歌ったのがこの句です。わずか17文字の中に、夫と子供を失い、孤独になった寂しさが見事に表現されています。


寂しさが強いほど、意気消沈します。意気消沈は生理機能の低下につながります。

生理機能とは循環器、呼吸器、消化器、解毒機能、利尿作用、さらには筋肉の質と量、加えて自律神経の働きもからみ、総合して生きる力のことです。

生きる力が意気消沈したのでは、短命も当然でしょう。


老いた夫婦には特別な絆が生じます。老いると、誰でも心細くなります。その心細さを払いのけるために、老いた夫婦は互いを頼りにします。この「頼りにする」から、強い絆が生まれます。孤独とは、「おまえのために頑張るぞ」、「あなたのために頑張るわ」の相手がいないことです。

おまけに一人暮らしは、すべてが自分流。起きたときが自分にとっての朝であり、眠いときが自分の夜。これでは昼夜逆転も起きてしまいます。食事だって自分流ですから、腹が減れば食べるし、減らなければ食べない。生活リズムも乱れ、健康的な毎日とはなりにくく、これでは短命も当たり前です。

特に男性は孤独に非常に弱い。家事にも弱い。銀行の通帳がどこにあるかも分かりません。アレはどこにあるとか、コレはどうするんだとか、分からないことだらけで不便と不満がつのります。

ついには不平不満が爆発して、交感神経は異常興奮。さあ、大変です。血圧は急上昇、脳梗塞や心筋梗塞も発症寸前。消化器も潰瘍発生寸前の状態。消化機能を含めて、内臓全般の働きも大きく低下します。

おまけに会話も下手で、人づきあいも上手でない。仲間がいないから愚痴をこぼす相手もいず無言の日が続きます。アメリカの原住民の言い伝えにも、「話さない人や吠えないイヌには注意せよ」といいます。

脳の中は、愚痴でいっぱい。孤独改善の妙案が浮かばないどころか、改善しようとの意欲すら失います。孤独の「毒」は広がり、生理機能もますます低下します。こうしているうちに、孤独死の陰がチラホラしてきます。チラホラがたびたびになり、ついには不幸な結果が迫ります。

まさに孤独死が大増加中です。東京23区内に限っても、2015年には2891名の方が孤独死しています。

刺激のない脳はボケる

短命の前に、認知症の関門もあります。孤独になると情報量が極端に減少します。脳は情報という刺激で活性化する器官です。どんなに優れた脳でも、情報という刺激がなければ衰えます。脳が衰えた結果が恐ろしい。感情は荒廃するし、怒りっぽくもなります。ますます友も仲間も遠ざかる。孤独の寂しさに打ちひしがれれば、脳内ではアルツハイマー型認知症の原因であるアミロイドベータがたまり出します。そして、あっという間に認知症地獄に逆落とし。

孤独、つまり自分一人で脳を活性化するのは、よほど強い意志の持ち主で、家事能力にも優れ、健康も経済力も人並以上、加えてラッキーにも恵まれなければ不可能です。

さらに言えば、群がり動物である人間には孤独が無理なのです。無理を承知で孤独になれば、良い結果は生まれません。多くのケースでは、短命か認知症へ直行です。

孤独による短命や認知症を心配するなら、明日といわず、今すぐ友作り、仲間作りを始めましょう。孤独は一人です。孤独の反対は群がりです。群がりこそ、孤独に勝利する絶対的な方法です。

群がるといっても、相手が誰でもよいわけではありません。

米国ユタ州のブリガム・ヤング大学のジュリアン・ホルト・ランスタッド教授たちが、約7年間をかけて孤独に関する研究をしました。その結果、「一人でいても幸せだ」と答えた組も、「孤独でも多くの友達がいる」と答えた組も同様に死亡リスクが高かったそうです。

つまり、心の通い合った、信頼できる真の仲間でなければ孤独退治には物足りない。烏合の衆では、ただの友達以下の効果でしょう。

どうしてもお仲間が作れない仲間作りの下手な人は、「地域包括支援センター」と相談してください。仲間作りの効果は、三人寄れば文殊の知恵です。孤独の寂しさや不平、不満もしのげます。すなわち仲間作り、群がりこそ、最強の孤独の「毒」退治法です。

孤独はこうして生まれる

孤独は遺伝する？

残念ながら、孤独にも遺伝はあるらしい。しかし、染色体に由来するような遺伝ではありません。聞き慣れないでしょうが「環境遺伝」です。

学習の基本は「まねること」です。まねの上手下手は脳の知的活性度につながります。こんな実験があります。実験ラットのエサ探し訓練です。

Y字形の道を用意してYの字の左端にエサを置きます。ラットはYの字の分かれ道で迷います。しかし、訓練をしていると道順を覚えて、つまり学習して、間違いなくかつ短時間でエサに到達できるようになります。

次は、フレッシュマンのラットの登場です。はじめは道に迷ってエサまでに長い時間がかかります。そこで、前の実験に参加した先輩ラットと組を作ります。後輩ラットは先輩のまねをしているうちに、正しい道順を短時間で覚えます。

この「間違いなく短時間」が重要なのです。間違えばエサに到達しません。長時間になれば飽きて、学習が成り立ちません。学習とは上手にまねることから始まるのです。よく「子は親の背中を見て育つ」といいます。親のまねをしながら、子は育つのです。

あなたが親を孤独にすると、その様子をまねてあなたの子があなたを孤独にします。これは染色体遺伝でなく、環境遺伝です。自分が孤独にならないためにも、「儒学は古い」などと理屈を言わずに、身をもって子らに親孝行の見本を見せて、まねさせることです。

脳は、学ばなければ本能以外、何も分からない器官です。

不幸にも、現在の小学校や中学校では親孝行を教えないらしい。先生も親も、親孝行の実態を知らないし分からない。分からないから、教えない。学校からも親からも教えられていない子らは、親孝行を知らずに、親を孤独に追い込みます。

おまけに現在は、核家族時代です。家庭内に親（祖父・祖母）がいないのです。息子も嫁も親孝行の見本を見せられません。孫たちは親孝行の見本のないままに成長する。そして、あなたが親を孤独に落とし込んだように、あなたを孤独に落とし込む。昔流に言えば因果応報ですね。

それにしても、知らぬ間の環境遺伝とは、怖いものです。

家族がいても孤独は生まれる

困ったことに、最近は家庭内の孤独が増えています。

相手にされない、誰も話しかけてくれない。一日中一言もしゃべらない。まるで座敷牢に入れられたような状態です。

若い世代の人に言わせれば「言葉が通じない」からだそうです。これでは高齢者はのけ者になります。一方、老いた親や祖父母に言わせれば、「孫たちは日本語を話せない」となる。言葉が通じないと、家庭内の関係が疎遠になります。

家庭内の孤独は、双方に一理あるだけに解決が難しい。それでも必ず解決の方法はあるはずです。高齢者は多少古風な言い回しはするでしょうが、日本語を話しているのです。ちょっと手助けしてあげれば、すぐに理解できます。

重要なのは家族愛です。若い人には面倒でしょうが、チョッピリ解説を加えてあげてください。高齢者はそう若者に語りかければいいのです。このチョッピリ解説とは慈しむ心です。家庭内の孤独を作らないためにも、ヤングの慈しみが必要です。慈しむ心は、家族の絆であり家族愛です。「そんなの古くさい」でしょうか。でも、今日の絆や家族愛が、明日のあなたを救うのです。

人類の歴史は孤独との闘い

最後のネアンデルタール人の孤独

考えてみると、我ら人類の歴史は、孤独との闘いの歴史です。

50万年前に栄えたネアンデルタール人は、北極圏とジブラルタルで、それぞれ最後の一人が死亡して絶滅しました。その最後の一人になったネアンデルタール人は、どれほど孤独に怯えたでしょう。想像するだけでも哀れです。

彼らは現代の我々より筋肉質で、脳の重量は我々と同等かそれ以上。街中を今風の服装で歩いていたら、全く見分けがつかないそうです。彼らはすでに「死」という現象を認知していて、お葬式の遺跡らしきものも発掘されています。当然、孤独の寂しさも感じていたでしょう。

ネアンデルタール人の最後の一人の孤独と現代人の孤独には、天と地以上の差があります。我々ホモ・サピエンスは、周りを見渡せば誰かがいる。声をかければ返事もある。しかしネアンデルタール人の最後の一人は違います。周囲を見回しても誰もいない。今日も明日も一人。いくら叫んでも返って来るのは山彦だけ。彼(彼女)は孤独の寂しさに狂乱したことでしょう。

原始から現代に受け継がれる「慈しむ心」

約４００万年前～約２００万年前に生存していたアウストラロピテクスたちには、結婚式はなかったでしょうが、夫婦らしき一単位を形成していたといわれます。猿人、原人の時代は食うか食われるかの状態です。夫婦システムがなければ生き残れなかった時代なのです。

当時の男性は毎日毎日がエサ探し。エサを求めて何十キロも歩いたでしょう。疲れたからといってひと休みすれば、野獣に襲いかかられる。おちおちうたた寝もできない状態でした。いや、うたた寝どころか、食事すら落ち着いて食べられない。どうしても安住の地が欲しい、と原始の男性たちは願ったでしょう。

一方原始の女性にとっても、エサ探しは辛い。弱い女性の群れではとても野獣に勝てない。また、ほかの原人グループが「女狩り」に来るかもしれない。やはり安心の地が欲しくなります。

そんな男性と女性が、ごく自然に一組になる。こうした組の中からは、人間らしい「慈しむ心」が生まれたのです。

「夫婦らしき組」と「慈しむ心」。この二つが、群がりの原点と推定されます。

「孤独では、安住の地も安心の地も得られない。孤独は恐怖だ」

猿人や原人たちは、経験的、体験的に孤独の危険性をしっかり記憶しました。さらに時が流れ時代が進歩すると、新たな社会制度が確立します。施政者やリーダーは、より良い社会にするためルールや教育を施行しました。親孝行教育や慈しみの道徳教育です。その結果、日本では「江戸しぐさ」なる言葉も生まれ、他人を思いやる所作や礼儀も生まれました。

しかし太平洋戦争後、個人重視の時代に移り、親孝行などの道徳教育が薄らぐことになりました。親孝行教育が廃れ、親は邪魔者扱いとなり家庭内孤独が増える結果となりました。

このまま道徳教育がなければ、社会的孤独はますます増えるでしょう。家庭内孤独が増えれば、社会的孤独も増えます。個人重視が過ぎれば、家族の絆も家族愛も減ってしまいます。その結果、孤独老人が増えて病人や介護がより増加し、若者の負担も増えるのです。

人類の発展は夫婦システムから生まれた

原始の頃に「夫婦システム」を獲得したことは、その後の人類発展の大きな力になりました。証明する実験があります。

米・プリンストン大学では、実験ラットを飼育し、記憶の海馬細胞の増え方を調べました。これが実験結果です。

（1）1匹飼育より複数飼育の方が、記憶の海馬細胞の増殖率が高い
（2）オス同士の複数飼育よりオスメスの複数飼育の方が海馬細胞の増殖率が高い
（3）ラットを複数飼育すると、勝ち組と負け組に分かれる。勝ち組の海馬細胞の増殖率が高く、負け組の海馬細胞の増殖率は低い

この実験結果をよく見てください。

結果（1）からは、孤独がいかに記憶力を低下させ、有害かが分かります。

結果（2）からは、夫婦システムのすばらしさが証明されたのです。

結果（3）からは、孤独になっても負け組になるな！　負け組になれば、より不幸になることが判明したのです。

人類が発祥の地アフリカを離れて、全地球に旅立ったこともすばらしいですが、各地に定住し文化を創り上げたことはなおすばらしいことです。

この原動力こそ、夫婦システムでした。

原始の頃の人たちが、いかに勇敢で向こう見ずだったとしても、夫婦システムがなく、孤独だったら、なし得なかった発達です。裏を返せば、そこには孤独の「ダメさ」が見えてきます。つまり人間は、いかなる事情があろうとも、仲間を作って孤独を避けるべきなのです。

現在の人類はホモ・サピエンスだけですが、猿人や原人の頃は、30種も存在していたそうです。その中でホモ・サピエンスだけが生き残ったのは、夫婦システムを最大限に活用したからです。

酷暑の地アフリカから寒冷のシベリアに移り住むにも、桁外れの適応力が必要だったはずです。それも夫婦システムの結果です。

特に我われモンゴル系の民族はシベリアを越え、氷の北極をも制覇して、アラスカからアメリカ大陸を進み、南米の端まで到達しています。その間、多くの困難もあったでしょう。その困難を乗り切れたのも適応力のおかげです。

生き残るための〝群がり本能〟と役割分担

人には、生き残ろうという強い意志がありました。そこで強い野獣には群れを作って戦おうと考えたのです。それには合図が必要でした。直立姿勢は、こんなときにも威力を発揮しました。

直立すると、咽喉部が下がり、そこに空間ができて合図の声が出せるようになったのです。しかし代わりに、食物の飲み込みが下手になりました。最近問題になっている高齢者の嚥下《えんげ》障害も、嚥下と発声を交換した原始の頃の名残です。

発声は群がりをいっそう強固にします。合図で群がり襲いかかれば、強力な野獣も倒せる。より多くのエサも得られる。「声を出して群がれば、より強くなれる」団結の強さを知ったわけです。

少し古い報告ですが、大阪市立大学生物

群がると、警戒もラク、食欲も増加、疲労も少ない

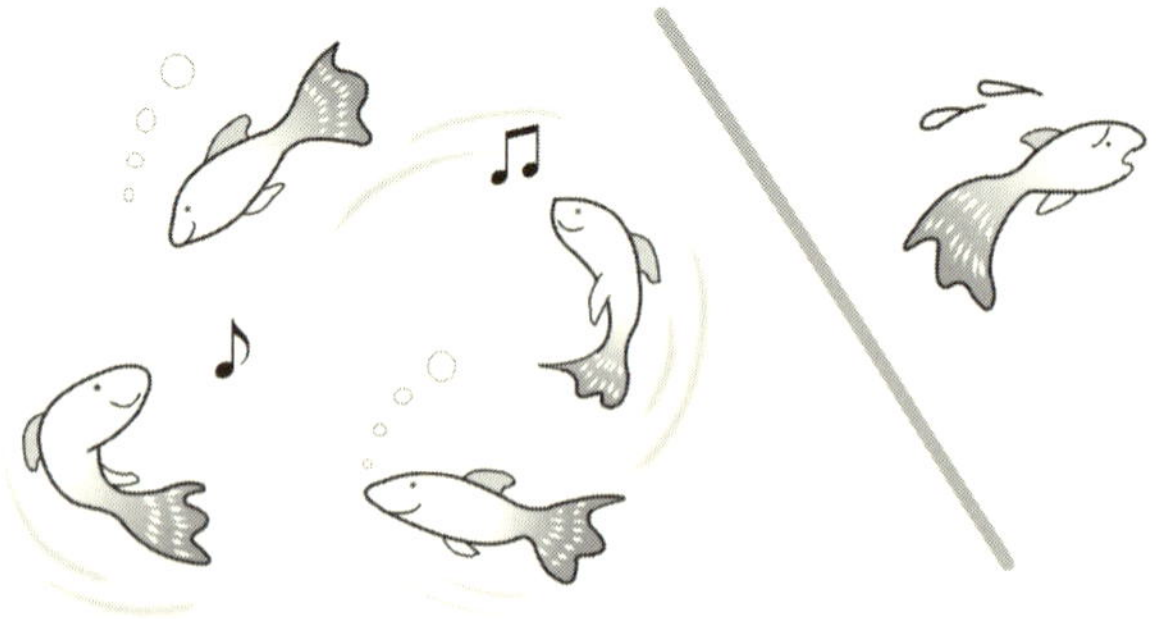

学科で行われた実験を見てみましょう。おなじみの熱帯魚グッピーを水槽で飼育します。

まずグッピー1匹を水槽に入れます。エサはミジンコです。

1匹のグッピーだと1時間に30匹のミジンコを食べます。2匹にすると、35匹のミジンコを食べる。次に4匹にすると、45匹ものミジンコを食べます。

さらに酸素消費量も調べました。酸素消費量が多いほど運動量が多いことを意味します。1匹だと、1時間に体重1gあたり2・03ミリグラムの酸素を消費しますが、4匹だと1・63ミリグラムですみます。

グッピー１匹では警戒に忙しくて、動き回るから運動量も増えます。エサのミジンコも充分に食べられない。

しかし４匹になると、警戒を全員で分担するから負担も４分の１に減り、エサを食べる余裕も生まれます。それだけ休息できるので、体としてはラクになります。

群がると、警戒もラク、食欲も増加、疲労も少ない。

こうした結果は、個体の健康につながります。４匹飼育のグッピーの方は、さぞかし太ったことでしょう。

人間も同じです。我々も常に警戒を怠りません。といっても街中にライオンや虎が歩き回っているわけではありません。

現在の人間の外敵は、天候や地震などの自然現象、経済、健康、人間関係などです。そこで群がれば、それぞれの負担は少なくなる、健康でいられるのです。もちろん、孤独にも強くなれます。

第2章

あなたも孤独予備軍？

孤独には疲労がいっぱい

孤独と疲労の悪循環

孤独生活を体験して感じることは、非常に疲れるという点です。脳は慣れない仕事に大きなエネルギーを消耗します。慣れない仕事は手順も分からない、あっちにぶつかり、こっちにひっかかりしながらやっと完了ですから。この疲労が第一の難関です。疲労が激しくなると、気力が低下します。「疲れた。もうだめだ」という気力低下が生まれ、孤独に負けてしまいます。これは、孤独の最大の「毒」です。

ここでラット飼育の実験を思い出しましょう。ラットを複数飼育すると、人間社会と同じく勝ち組と負け組に分かれます。そして、勝ち組の海馬細胞の増殖率はダンゼン高いのです。

孤独でも、「疲れた。もうだめだ」は負け組です。記憶の海馬細胞も増えません。記憶力はますます低下、孤独を切り抜ける良い知恵も浮かびません。

「疲れた」が口癖になっていませんか

孤独の「毒」を2倍にも3倍にもする「疲れた。もうだめだ」感覚を改善する方法は、面倒病を退治することです。面倒病は「疲れた」の原点です。「面倒くさいから、後でするよ」は「根性不足」をさらけ出しているのですから、家族の間か、よほどの仲良しの間柄でなければ言えません。

でも、「疲れた」は誰にでも言えます。

「疲れた」と言えば「ご苦労様、少し休んで」の言葉も返って来るでしょう。この癒しの言葉に、つい甘えてしまうのです。「疲れた」ですべてが丸く収まると思ってしまう。しかし、事実は全く逆です。「あいつはだめだ。すぐに疲れた、と音を上げるから相手にするな」と、仲間はずれに遭《あ》います。そうなれば、心地よい孤独もたちまち消えてなくなります。

面倒病は容赦なく、孤独を孤立に追い込みます。しかし面倒病さえ退治できれば、孤独になっても孤立にはなりません。ここで孤独と孤立を考えてみましょう。

孤独――一人だが、社会性や人間関係は保たれている

孤立――一人のうえ、社会性を拒否し、人間関係の維持も難しくなる

簡単に言えば、孤独の重症型が孤立です。孤独はまだしも孤立は許されません。

「忘れた」「思い出せない」は「面倒病」かも

さて、「面倒くさい」は、認知症に強い悪影響を与えます。多くの人は認知症の初期症状は記憶力の低下、と考えていますが、記憶力低下より「面倒くさい」の方が先に現れるようです。

「面倒くさい」は40歳前半から現れ、記憶力低下を招くことになります。また、孤立になると「面倒くさい」がより顕著にもなります。面倒病はすべての思考や行動を抑制します。心身ともに開店休業の状態になるのです。

面倒病と記憶力低下の関係を考えてみましょう。人間の記憶は、芋づる方式です。思い出したい記憶まで、あるきっかけから、記憶のつるをたぐって行かねばなりません。思い出すには手間暇がかかるのです。

この手間暇を面倒がるようでは思い出せません。齢《よわい》40にもなると、面倒病が現れます。「これッて、なんだっけ」と、物忘れが始まります。でも、その正体は「記憶の芋づるをたぐるのが面倒くさい」なのです。そこで、こんな会話が現れます。

「自動車のカギ、どこに置いたの？」

間髪を入れずに「忘れたッ」と、切り捨てるように答える。

この場合の「忘れた」は記憶力の低下ではありません。記憶の芋づるをたぐることが面倒なだけです。面倒がなければ、思い出せるのです。

でも「忘れた」の一言で切り捨てる。そして本人も「ボケ始めたのかもしれない」と自分自身を疑う。周囲の人も、「彼もボケ始めたな」と判断する。こうなると、彼はイヤでもボケてしまう。面倒病はボケを作るのです。

放っておくと危ない「面倒病」

動くのも面倒、話すのも面倒、考えるのも面倒、食べるのも面倒、ついには生きるのも面倒。こうなると、脳も肉体も確実に衰えます。そして、孤独は孤立へと進み、孤立は認知症へと進んでしまいます。

〈思い出すのも面倒 → 記憶力の低下 → 認知症〉

記憶は、「覚える」「記憶の倉庫にしまう」「思い出す」の３工程で成立します。中でも「思い出す」は最重要です。あるきっかけから芋づるをたどり、「思い出す」に到達するのです。この芋づるをたぐる手間を面倒がれば、「思い出す」もなくなります。

40歳を超え、「オレの記憶力は低下した」と言う人の中には、本当の記憶力低下でなく、記憶の芋づるをたぐることを面倒がっているだけの場合もあります。実際には、そちらの方が多いかもしれません。

〈考えるのも面倒→思考力の低下→認知症〉

「思い出す」が面倒になると、「考える」も面倒になります。考えることが面倒になれば、思考の幅が狭くなり、周囲への気配りも疎かになる。

仲間作りのコツは、「気配り、目配り、思いやり」です。

この気持ちが重要なのです。なんでもかんでも仲間が集まれば良いというものではありません。互いに心が通い合い、信頼し合える仲間が必要なのです。

仲間を求める側にも「気配り、目配り、思いやり」が必要です。そうでなければ「勝手なヤツだ。こっちの都合を少しも考えない」となって、誰も集まりません。

〈外出も面倒→運動機能の低下→閉じこもり→認知症〉

認知症になると、閉じこもり症候群が現れます。閉じこもり症候群はフランスでも苦労しているらしい。諺《ことわざ》に、こんなものがあります。

「家に留まる者は決して幸運の女神に出会えない」

アルゼンチンには、「積極果敢な者には幸運の女神が手を差し伸べる」という諺もあります。女神もお忙しいようですが、やはり積極果敢に外出しましょう。

閉じこもり症候群では、運動量も減少し、筋肉からの脳覚醒作用も減ります。

もっと重要なことは、「行きたい所に行ける」は、願望の基本だということです。「行きたい所に行けない」では願望の基本を損なうことになり、心はストレスを感じ、脳の活動は低下します。

閉じこもり症候群が進行すると、「人と会うのも面倒」になり、ついには自分一人の世界に閉じこもります。そうなれば孤独も孤独、大孤独です。

外出が減れば、良いことが一つもなくなります。だから面倒がらず、外出を心掛けましょう。

＜食べるのが面倒 ↓ 高齢者性栄養失調 ↓ 認知症＞

孤独生活の最大の難点は食事です。相手がいれば、自分に食欲がなくても食事の用意はします。ついでに、食欲がなくても食べてしまいます。

こうして1日3度の食事が成り立ちます。

孤独になると、何をするにも面倒になる。もちろん食事の用意も、ついには食べることも面倒になる。こうして、「食べたいときに食べる」になりがちになります。「食べたいときに食べる」は「食べたくないから食べない」にもつながります。

脳はたいへんな大食い器官です。1日1回や2回の食事では、脳はたちまちブドウ糖不足と栄養失調となり、知的活動も困難になる。ついには認知症です。こんな公式がすぐに出来上がってしまいます。

規則正しい3度の食事は、健康の基礎であり、孤独予防、認知症予防の基本です。面倒であっても、相手がいてもいなくても、規則正しい3度の食事を守りましょう。

〈おしゃれも面倒→社会性の喪失→認知症〉

経験豊富な医師は、一目で認知症と診断可能です。服装の乱れが目立つからです。孤立老人になると、約束ごとのように服装が乱れ、おしゃれ心がなくなります。

おしゃれは「私はここにいますよ、私を見てください」の自己表現であり、「人は見た目で90％決まる」の説にぴったりと一致します。「衣服が薄汚れていれば、心も薄汚れている」と思われます。

詳しくは後述しますが、おしゃれや衣服は第二の皮膚です。第二の皮膚が若返れば、中身も若返るという報告もあります。中身も若返るとは、すなわち健康長寿です。もちろん、脳も心も若返ります。

清潔にして、服装も年齢より若やいだものを選ぶ。照れずに、派手めの明るい色調の衣服を選びましょう。ヘアダイにも若返りの効果があります。少々古い話題ですが、ＮＨＫの調査では、白髪頭を振りかざしているより、髪を染めた方が20歳も若く見られると報告しています。おしゃれは社会の窓なのです。

〈話すのも面倒→会話機能低下→認知症〉

話すことは、人間だけに許された、いわば特権のようなものなのです。老いたら会話を増やしましょう。孤独になったらおしゃべりになりましょう。会話するだけで、脳機能は確実に上昇します。

しかし、会話はピンポンゲームです。一方的にしゃべって、相手の話を聞かないのでは会話になりません。認知症によく見られる例でもあります。話したい、訴えたい気持ちは分かりますが、それでは賢脳作用が期待できません。

脳が会話を生み、会話が脳を育てるのです。

話すときは、言葉の意味を思い出して文を作ります。言葉選びには、記憶の海馬が活躍します。伝えたい文ができたら脳の前頭葉（おでこの部分）が、発語機能の筋肉に「話せ」の指令を出してようやく言葉が出てきます。話したら、相手の反応を観察します。それによって次の言葉も話題も変わります。

話を聞くことも重要です。

相手の言葉が耳に入ると、記憶の海馬が働き出します。その情報は知的作業の場である前頭葉に送られ、相手の言葉を知り、意味を理解して返答を考えます。考えがまとまったら、発語器官に指令して言葉になる。

こうしたキャッチボールの会話は全脳的作業であり、賢脳効果は抜群です。認知症の予防や治療にも重要視される理由です。

第3章

孤独を健全にする「心」の持ち方

いずれ来る孤独への30の提案

1 自律神経と上手くつき合おう

面倒病の正体

認知症に悪影響を与える面倒病とは何か。その正体に迫りましょう。

面倒病を簡単に言えば、意欲の低下です。

内閣府が行った高齢者の意識調査では、日本人の5人に1人が「生きがい」を感じていないといいます。

人の意欲低下は自律神経の交感神経と深く関わります。自律神経は交感神経と副交感神経に分かれます。

交感神経は緊張の神経であり、戦う神経です。その「緊張」も「戦う」も、別の方向から見れば、「元気とやる気」になります。元気になればやる気も出て来る。意欲も出て来るのです。

しかし孤独になると、気力が衰えます。周囲を見ても誰もいない。自分一人が部屋の中にポツンといる。しかも自分は高齢で、健康的にも経済的にも年齢的にも不安がいっぱい。気力を失って当たり前です。だから仲間が必要になるのです。

でも、高齢者の多くは頑固で会話が下手。気配りにも欠ける。こちらの意志も伝わらないし、相手の好意もすんなりと受け入れられない。

「どうしたの、食欲がないわね。これ、おいしいわよ、食べてみて」

「ホントだね。意外といけるじゃないか。おいしい」

「ね、おいしいでしょう。たくさん食べて」

こんな平凡な会話がないのです。

「自分一人なんだ…」では、かなり気丈な人でも参ってしまうでしょう。

長期の緊張状態がやる気を失くさせる

孤独生活は、本来ならば自衛本能が働き、交感神経が活発になった緊張状態の連続のはずです。

しかしここに自律神経の不思議があります。

交感神経の過剰興奮が長く続くと、自動的に副交感神経に入れ替わってしまうらしいのです。

副交感神経は安らぎの神経ですが、度が過ぎるとボーッとなり、そのままやる気を失います。軽いウツ傾向とでも言えば、お分かりになるでしょうか。

この、やる気の交感神経と安らぎの副交感神経のバランスが崩れた状態から、面倒病が始まります。

交感神経と副交感神経を上手に使い分けることが大事。そうだと分かっても、相手の自律神経はこちらの意志が通じない不随意《ふずいい》神経です。

「交感神経さん、少し休んで」と頼んでもだめ。

「副交感神経さん、もう少し頑張って」と言ってもだめなのです。

では、手の打ちようがないのか。いえいえ、ありますよ。簡単に言えば、交感神経も副交感神経も元気ならば、グッドバランスも可能になります。

自律神経の働き

自律神経は、交感神経と副交感神経がシーソーのように入れ替わりバランスをとりながら、生体の健康を守っています。

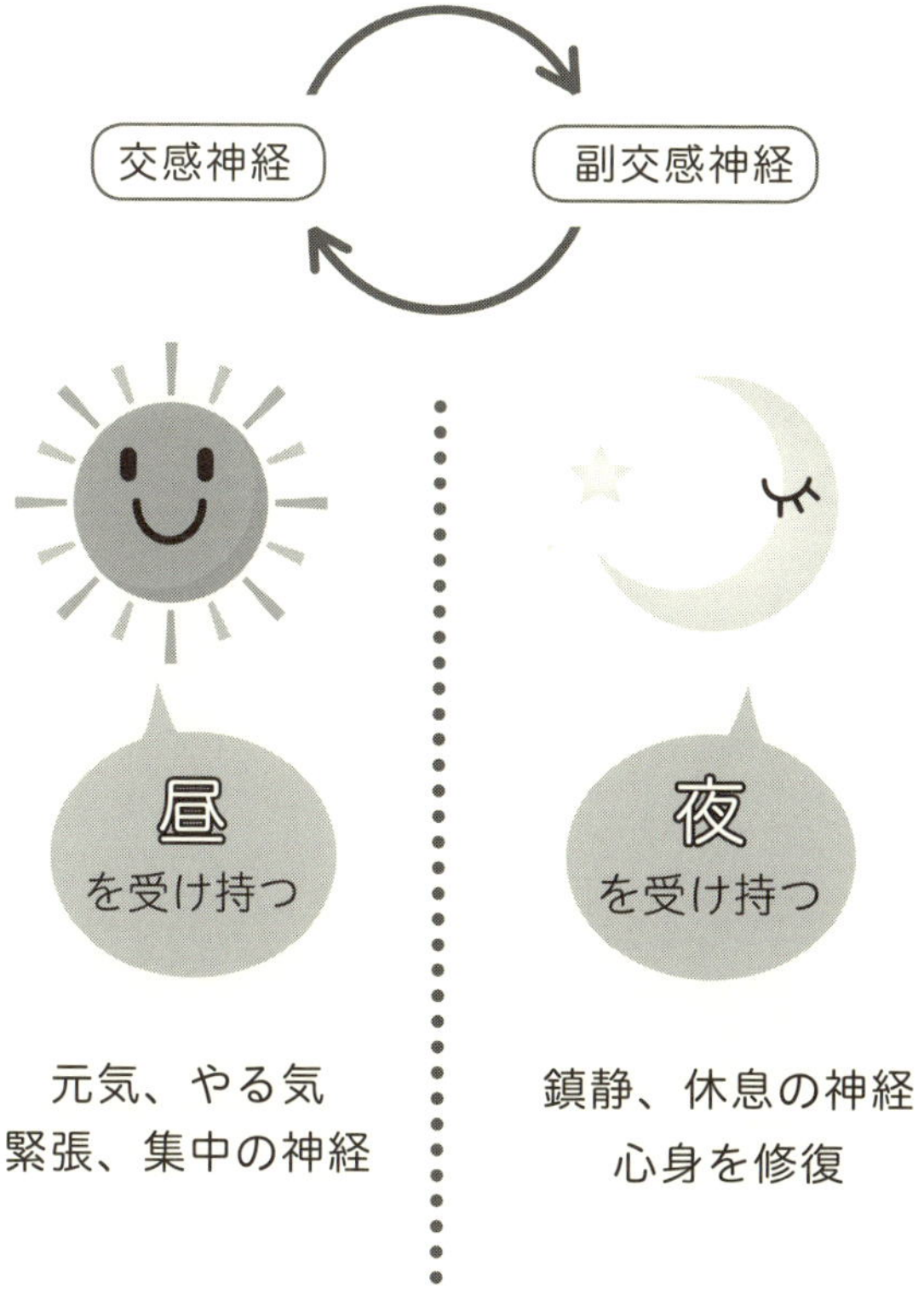

自律神経が喜ぶ「ご褒美」

具体的には、自律神経に喜びを与えるのです。自律神経が最も喜ぶのは「ご褒美」です。ご褒美も金銭になると効果が倍加します。あなたも覚えがあるでしょう。昇給したときの、あの喜びです。でも孤独生活では、ご褒美をくれる相手がいないので、別のものを探しましょう。

①おいしく食べる

おいしい食事やご馳走はいかがですか。食事は大きな喜びです。おいしく食事をすると、自律神経も正常に戻ります。

「衣食足りて礼節を知る」。その心は、清潔な衣服、充分な食事、そして狭いながらも楽しいわが家が揃えば、自律神経もグッドバランスに戻る、ということです。

ご馳走を充分に食べれば、満腹と満足が得られます。

この「満腹と満足」が重要なのです。満腹信号は脳が受け止めます。エネルギーが来たと自覚するのです。事実、食後は血液中のブドウ糖が急激に増加します。脳の唯一のエネルギーであるブドウ糖が急増加することで、脳は自動的に奮い立つ。ついでにやる気を生み出します。そこに「満足感」が重なります。

満腹になると、妙に元気になって、「よし、やるぞ」となります。この「よし、やるぞ」は、交感神経が適度に興奮した証拠です。その延長線上で、自律神経のグッドバランスも生まれるのです。

②適量の飲酒

ここで、ひと味、食事にプラスしましょう。食事と一緒にお酒を飲むことがあります。適量の飲酒は軽い興奮状態を作るので、やる気が出てきます。

でも、飲みすぎはいけません。

寂しさを紛らわすために飲みすぎが重なれば、高血圧や心臓疾患、肝臓疾患なども心配になります。飲酒依存症も顔を出してきます。飲酒は適量を守って、楽しい食事効果を期待しましょう。

③全身に力を入れる

「食べる」以外に、簡単なやる気を出す方法をお教えします。

まず自然体で起立します。起立したところで、全身の筋肉に力を入れます。そのままで、ゆっくり5つ数えます。数え終えたら、力を抜きます。これを1日3回するだけです。簡単でしょう。

この方法は、緊張を自覚させるものです。全身の筋肉に力を入れることで、交感神経は自動的に緊張を覚えます。交感神経が緊張すれば、自然とやる気も湧いてきます。

もちろん、1回だけでは効きません。継続あっ

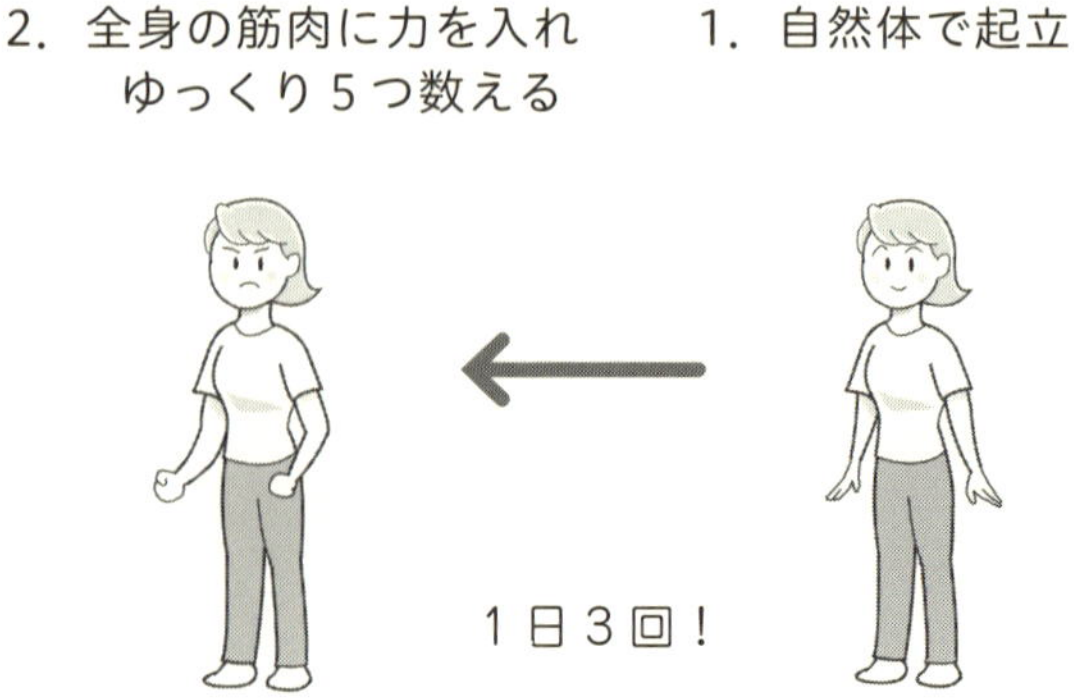
1. 自然体で起立
2. 全身の筋肉に力を入れ
ゆっくり5つ数える
1日3回！

てこそ効果が出て来るのです。あせらずに、諦めずに続けてください。

④やりがい

「奉仕」も、自律神経のご褒美の一つです。金銭的なご褒美でなくても、「価値あり」と評価されれば、立派なご褒美です。

子供の登校見守りとか、ご近所の掃除とか、その気で探せばあるはずです。私の例で言えば、毎朝午前６時の定刻起床です。まるで目覚まし時計のように正確に起床します。

⑤質のよい睡眠

そのほかに、質のよい睡眠にもやる気を生み出す効果があります。では、この睡眠について次に見ていきましょう。

2 夢見のよい眠りで元気を取り戻す！

朝は一日の始まりで、夢は希望の始まり、でしょうか。

夢の詳細も正体もいまだに不明です。だから夢占いもあれば、夢から脳の状態を知ろうとの研究もあるのです。再度になりますが、孤独で認知症を発症すれば悲劇は倍増します。

質のよい睡眠では、一晩の間に、浅くなったり深くなったりの眠りを、数回繰返します。浅い眠りをレム睡眠と呼び、深い眠りをノンレム睡眠と呼びます。浅い眠りは、脳の意識は覚醒近くにあるが、肉体が寝ているから体眠、深い眠りでは脳まで眠るので脳眠、とも呼びます。そして夢はレム睡眠中に多く現れます。

誰でも夢を見ます。「いや、オレは夢を見ない」と言い張る人も、記憶していないだけで夢は見ているのです。

睡眠と認知症

夢を見るレム睡眠が短いと、認知症を発症するリスクが高まる。

こんな結果が、オーストラリアのスウィンバーン工科大学の研究で出ました。それによると、睡眠時間にレム睡眠時間が占める割合が１％低下するごとに、認知症リスクが９％も高まるといいます。

睡眠がボケと関係するらしいことは、かなり以前から言われています。この研究の興味深い点は、レム睡眠を取り上げたことです。認知症とは脳が衰えた状態です。であれば当然、脳眠であるノンレム睡眠に注目が集まります。しかし研究班はあえてレム睡眠を調べたのです。そして、「夢を見ない高齢者は、認知症リスクが高くなるらしい」との結果を出しました。

前出のグッピーの実験でも分かるとおり、孤独の脳には援軍がない。大きな負担を抱えた脳の疲れを癒やすのが睡眠です。しかし、老化脳は眠り下手です。寝付きが悪くなったり、途中覚醒が起きたりすることで、脳の疲労回復が不充分になります。その結果、レム睡眠とノンレム睡眠のリズムが乱れ、脳全体の睡眠不足という形になるのでしょう。

質のよい睡眠

夢に勇気づけられることは珍しくありません。そうした事実があるから、夢占いも生まれるのです。孤独者にとって、「良質な眠りで、希望あふれる夢」は大きな勇気づけになります。夢を見ている脳は、その間だけでもハッピーなのです。そのハッピーが続けば、元気も出るのです。孤独に打ち勝つためにも、認知症を予防するためにも、質のよい睡眠が必要です。

質のよい眠りを得るための方法は定刻起床です。睡眠剤を服用しても定刻起床です。それによって質のよい生活リズムが生まれ、同時に熟睡も約束されます。脳も疲労回復して元気を取り戻します。

3 生活リズムを作る

老いても生活リズムは生きている

我々生物はリズムで生きています。春夏秋冬も季節のリズム、春に芽生えるのも、秋に実るのもリズム。

人間は昼行性リズムで生活しています。昼行性リズムとは、昼間活躍し、夜に休むリズムです。昼間の山が高いほど、夜の谷は深くなる。そして「昼間の活躍が夜の熟睡を招く」につながります。言葉は少々きついですが「熟睡は働き者のご褒美、不眠は怠け者の罰」と言われますね。

昼間を怠けジイ様、怠けバア様で過ごすと、昼間の活動の山が低くなるので、夜の休息の谷は浅くなり、生活リズムはフラットな直線に近くなります。

これでは、昼夜の区別がはっきりしなくなります。自律神経のバランスも大きく乱れ、緊張の交感神経の働きも非常に少なくなります。

孤独者の多くは高齢です。体力的に昼間の山を高くするのは無理と思うかもしれません。しかし待ってください。老いても生活リズムは生きています。

若いときと同様には無理でも、年齢並み、いやそれ以上の活躍が可能です。金銭を入手する仕事がなくても、心身の活性化、つまり健康を維持できるのです。

心身の健康は、大きな評価です、ご褒美です。

心身が健康ならば、それだけでも百万の味方を得たも同然で、心地よい孤独も実現します。たとえ病身でも、「病気を治そう、健康になるぞ」の意気込みがあれば、それが大きなご褒美となります。

定刻起床で整う生活リズム

生活リズムの強化法は、定刻起床です。リズムで最も重要なことは出発点です。出発点が乱れれば、リズム全体も乱れます。定刻起床で出発点を設定すれば、正しい生活リズムを作れます。

生活リズムをコントロールしているのは、脳内にある脳内時計です。さらに各臓器にも支店的な脳内時計が備わっていて、脳内の本店の脳内時計に歩調を合わせて働きます。

仮に午前８時に起床するとしましょう。

朝食は８時30分頃でしょうから、胃腸の消化器官は、その時刻を目標に消化吸収の準備を始めます。そのほかの臓器器官も、起床時刻に合わせて準備をし、活動を開始します。

こうして健康的な生活リズムが作られてゆきます。しかも脳は、「午前８時起床の生活リズム」として記憶します。

ところが、出発点の起床時間が夜更かしや寝坊などで狂えば、朝食の時刻も狂うでしょう。消化器官の準備も空振りになる。その胃袋に食物を入れても、しっかりと消化吸収できるわけがありません。せっかくの栄養もトイレに直行でしょう。

ああ、もったいない。各臓器も軒並みに空振り。これで健康を望んでも無理です。

正しい生活リズムで脳は活性化する

生活リズムの狂いは脳にも影響します。

脳は体内トップのエネルギー消耗器官です。そして脳の唯一のエネルギーのブドウ糖が規則正しく、しかも定期的に届かないと、脳はたちまちブドウ糖不足で開店休業になります。

それでも社会の仕事や行事は、社会時計に合わせて始まります。脳が開店休業のままで重要会議に出席しても、恥をかくだけで終わるでしょう。

体も脳もベストコンディションに維持できるか否かは、生活リズムの出発点の定刻化にかかっているわけです。

ところが、孤独になると、定刻起床が難しくなります。

「起きたときが自分の朝」とぼやいても、生活リズムには通用しません。起床時刻が不定期になると、体の全機能が低下します。自律神経の働きも狂います。これでは、やる気を失います。

定刻起床は賢脳にも関係します。定刻起床で正しい生活リズムが得られれば、脳は自然に活性化する。認知症なんて蹴散らしてくれます。

脳内時計の時報は規則正しい3度の食事

ところが、ここに問題あり。残念なことに、脳内時計は非常に狂いやすい。脳内時計は、腕時計のような1日24時間の社会時計と違い、25時間単位なのです。テレビやラジオの時報に合わせることもできません。

では、どうするか。ここで颯爽と登場するのが「規則正しい3度の食事」です。「朝食で朝を知り、昼食で昼を知り、夕食で夜を知る」。

医師は食事療法の始めに「規則正しい1日3度の食事」と口にします。食事は栄養補給という役目のほかに、脳内時計の時報の作用もしていると考えられます。

時刻の正確さは重要です。「時間に正確は王者の礼儀」とは、アレクサンドル・デュマの小説『モンテ・クリスト伯』が口にした言葉です。

「時間に正確は王者の礼儀と申しますが、マルセイユから馬を飛ばして参りました。2、3秒の遅刻はお許しください」。超キザな言葉ですが、私は大好きな言葉です。

4 笑いは孤独の妙薬

感情の荒廃が孤独を招く

人間は感情の動物と言われます。笑ったり泣いたり、怒ったり喜んだりと、非常に忙しい。忙しいだけに、感情に慣れっこになりやすい。

しかし、その割に、日本人は喜怒哀楽の使い方が下手のようです。下手を通り越して、喜怒哀楽に支配されているようにも見受けられます。中高齢者になると「感情の荒廃」という現象も現れます。理由もなく怒ったり泣いたり…感情のコントロールができなくなるのです。

感情は自律神経に反映してすぐに肉体に変化を生じます。怒れば血圧もうなぎ上り。笑えば免疫力もアップ。感情の荒廃が続くと自暴自棄にもなるでしょう。

感情の荒廃は孤独対策の最大の敵です。理由もなく突然怒り出したり笑い出したりすれば、周りの人からは、「こんな面倒くさいヤツとはおさらばだ」になってしまいます。

笑いは仲間を作る

感情の荒廃の妙薬は笑いです。笑いは人間だけに許された特権かもしれません。人間に最も近いチンパンジーの一種であるボノボでさえ、喜びで吠えはしますが、笑いの声は出しません。

多くの霊長類研究者のお話を要約すると、次のようになります。

「ボノボを含めて、類人猿は咽頭・喉頭の空間が人間より狭いので、吠えることはできても、声が出せない。

チンパンジーは、仲間同士でくすぐり遊びや追いかけっこをするときに、笑い声らしき音声を発するが、それは喜びの吠えであって、ヒトの笑い声とは違うらしい。

ヒトの笑いは、多様な刺激でも現れる。ユーモラスな発言や出来事などでも、おかしさを感じて笑う。また人間には他人を笑わせる『おどけやジョーク』があるが、野生類人猿にはおどけに対する笑いの報告はない。

類人猿の遊びにも、ユーモアにつながる特徴が指摘されることはある。だが、言語を持たない野生類人猿はユーモラスな発言をしないし、他者同士のやりとりを見て笑うこともない。

ヒトは笑いを他の人に伝えることができる。何か面白いものがあると、それを他の人に伝えて一緒に笑う。笑いの伝染現象というのだろうか、周囲の人まで笑いの中に取り込む。この現象は、他の動物には絶対的に見られないものである。ヒトは笑うことにより、仲間と心を通わせ、群れの結束強化を一段と高めたと考えられる」

群れ社会の結束強化のためにも、偽笑いやお愛想笑いも生まれたのでしょう。つまり笑うことは、仲間作りの鉄則なのです。

「喜」は笑いであり、群れの結束強化であり、仲間作りです。「怒」は意欲の表れであり、主張です。「哀」は同情であり、慈しみを呼びます。「楽」は協調であり、休息です。また喜怒哀楽の感情には、笑いを強調する役目も含まれます。

ということは、上手に笑って上手に怒る。上手に悲しんで上手に楽しむ。喜怒哀楽の感情を上手に使えば、仲間を増やすことも容易だし、孤独に勝つ方法につながる、ということも分かります。

「いつもいつも笑っていられるか」という御仁もいましょう。

しかし笑顔を続けていると、「笑い性だが、根は良い人だよ」と評価も変わって行きます。

心の底から笑えれば最高。心の底からでなくとも、偽笑い、お愛想笑いがあれば、こちらの「群がりたい、仲間になりたい」の真意は伝わります。つまり笑えば天国、怒れば地獄、一人になれば孤独です。

5 大泣きで免疫力回復

なぜ「おしん」は大成功したのか

１９８３年に放映開始された、ＮＨＫの朝ドラ「おしん」を記憶されている方は少なくないでしょう。平均視聴率は52・６％、最高視聴率62・９％の超人気番組でした。

「おしん」が大成功した理由は、内容がお涙頂戴だったからです。涙、すなわち「泣く」ことは大きなストレス解消法です。

東邦大学医学部統合生理学・有田秀穂教授のお話を要約すると、次のとおりです。

「涙は3種類に分けられる。

（1）ドライアイ防止や角膜保護のために常に分泌される『基礎分泌の涙』

（2）玉ねぎを刻んだときや目にゴミが入ったときに防御のために出る『反射の涙』
（3）悲しみや感動で流す『情動の涙』

3つの涙の中で、ストレス解消に役立つのは、（3）の『情動の涙』、つまり感情が高まることで流れる涙です。

泣くときは、知恵や理性の脳といわれる前頭前野（おでこの部分）が大興奮します。血流も増え、ブドウ糖や酸素の消費量も増大するのです。こうした興奮状態が長く続くことは、生体にとってあまり嬉しい状態ではない。急いで冷ます必要が生まれます。それが『泣く』という行為をきっかけに起きるのです。

つまり、『情動の涙』は、前頭前野の過度の興奮を抑える働きがあるのです。鎮静と同時にストレスも消え去り、心身がリラックスします。すると色んな知恵も湧いてきます。

不思議なことに、『情動の涙』は、前頭前野の発達していない動物には見られません。『情動の涙』は、ストレスをため込んでしまう人間を救うために、神様がお許しになった恵みなのでしょう。

ストレスと涙のメカニズムには、自律神経が深く関わっています。自律神経には交感神経と副交感神経があり、交感神経は興奮を、副交感神経は鎮静を受け持っています。両者は、公園のシーソーのように片方が上がれば他方が下がる。こうして両者のバランスをとりながら、生体の健康を守っています。


現代は超多忙の時代です。また社会システムも複雑です。ということは、ストレスが充満している。ストレスに襲われると、交感神経は興奮しっぱなしです。交感神経の過剰興奮が続けば、生体にとってマイナスです。

この交感神経の緊張をゆるめ、ストレスを解消するには、質のよい睡眠が最も効果的です。でも、時と場所を選ばずに熟睡することは不可能です。

そこで熟睡に代わるもの、いや熟睡以上に交感神経の緊張をほぐす力が、『情動の涙』に秘められているのです。情動の涙の後は、ぐっすり眠った後のようにすっきりします。この事実は多くの心理テストでも証明されています」

だから、孤独に悩むときは、心を解放して大いに泣きましょう。泣き終わった頃には、気分もすっきり。新たな知恵も元気も湧いてきます。

ともに泣く効果

仲間と一緒に泣くことは、さらに効果的です。

昔から「同病相憐れむ」という言葉もあります。悩み事があると、友達に相談する。すると、解決法が見つからなくても、気分が完全ではなくても晴れてくれます。友達にも悩み事を受け持ってもらったような気になり、気分がラクになるからです。

二人で話せば悩み事も半分になり、三人に話せば3分の1になるものです。

これぞ、共鳴の効果です。

共鳴し合うことで、より大きな共感が得られる。共感は安らぎと喜びをもたらすのです。

「最近、涙もろくなってね」という現象も起こります。いわゆる「もらい泣き」ですね。年を取ると、感情のコントロールが困難になります。すぐ怒り出すし、すぐ泣くといった具合です。

年を取って、経験や苦労を重ねると、奇妙に毎日が心細くなります。その心細さを、誰かに訴えたくなる。訴えられた方も、同じ境遇に思いをはせる。共鳴の始まりです。共鳴の結果、「もらい泣き」が生まれます。

共鳴や「もらい泣き」が起きると、現状は変わらなくても、救われたような気がして、心が軽くなります。

涙は元気回復の道しるべと理解しましょう。そして、元気を出して、孤独と闘うのです。

※泣くと目が腫れる原因は、流れる涙を強く拭きすぎた結果です。泣き目腫れの予防には、涙を出しぱっなしにするか、頬まで伝わってきたときに拭くようにしてください。

6 おしゃれをしよう！

孤独を悲しまない、悩まない

孤独という言葉は、どうしても頂けませんね。

その響きだけでも寂しくなります。ここで発想の転換をしてみましょう。孤独を言い換えれば、「花の独身」です。若さこそ少々足りませんが、独身であることは事実です。だから、独身をもっと謳歌すべきです。寂しさや惨めさを嘆いている暇はありませんよ。

衣服の若返りは当たり前です。アイロンの筋目もはっきり。おしゃれは清潔第一を心掛ける。颯爽と歩き、したたかに生活するのです。二人時代にできなかった夢を果たしましょう。時には徹マンも結構、男性だけのスタッグパーティもOK。

ジイ様ナンパも受けるかも。バア様だって、コテコテ厚化粧も許されます。「派手すぎるかしら」も、心配ご無用です。大いに羽を伸ばしましょう。

こうして一大変化があると、身も心も変わります。


私は医師として、多くの重症患者さんを診てきました。気付いたことは、食欲と皮膚のつや、この二つが揃えばたいていの重病は治るということです。医学生時代に、内科の教授が「皮膚は内臓の鏡」という言葉をよく口にされていました。

当時は見当も想像もつかない、謎の言葉でした。ありがたいことに、最近になって、この言葉の意味がやっと理解できるようになりました。

「皮膚は内臓の鏡」です。皮膚や第二の皮膚（衣服）を若返らせれば、内臓も若返り、健康になれるのです。

見た目を気にすることが健康寿命を延ばす

おしゃれになると、元気で長命になります。この事実は多くの大学でも言われています。また、某化粧品メーカーの、40～60代の男女891人を対象にしたアンケート調査で、自分の外見を気にしている人たちがどんな行動パターンをしているのかを調べたところ、次のような結果が出ました。

外見（見た目）を気にする人の55％が食事に気を遣っています。気にしない人の15％も、食事の「量」や「質」を気にしています。

その理由は、おそらくダイエットでしょうが、「量」はともかく、「質」にこだわるダイエットならば、健康的ですし、成功する確率も高まります。

睡眠も重要です。「美人は夜作られる」といいますからね。外見を気にする人たちの46％が睡眠を充分に取ることを心掛けています。気にしない人の22％を、大きく引き離しています。

運動も同じです。外見を気にする人たちの、47％もが運動を心掛けています。気にしない人たちは15％程度と少なかったのです。

この調査に対して、日本健康生活推進協会の大谷泰夫理事長は、「見た目に気を遣うことが生きる上で励みになり、その結果として健康寿命を延ばす」と言います。

「美しくありたい、カッコよくありたい」が健康を作り、健康が「美しく、カッコよく」を生み出すのです。

衣服や行動に気を遣うことの大切さ

読者の皆様の中には、日テレ系列の「午後は○○おもいッきりテレビ」という番組をご記憶の方もおいででしょう。

ご縁があって、あるディレクターから健康コーナーの立ち上がりの相談を受けました。健康コーナーが開始すると、視聴率はうなぎ上り。当時の司会者はおなじみのみのもんたさんではなく、「走れコウタロー」の山本コウタローさん、女性司会者は美人で有名な高橋佳代子さんでした。その後、参院選出馬のためコウタローさんがみのもんたさんと交代して、ご存知のメンバーになりました。

私は、番組開始以来23年間、おもいッきりテレビのホームドクターとして、レギュラー出演を続けました。

テレビに出演していると、ありがたいことに、どなたからもお声がかかります。「観てますよ」とか「頑張ってください」とか、多くの励ましのお声を頂戴しました。同時にその分、いつもどなたかの視線を感じます。

ですから列車の中でも、飛行機の中でも、街中を歩いても、だらしのない様子は一切許されません。衣服にも、言葉遣いにも、すべてのことに気を付ける。視線を頂戴したら、必ず笑顔でお返しする。お声をかけて頂いたら、必ず「ありがとうございます」と丁寧にお返事をする。いろいろと気を遣いました。

この「気を付ける」があったからこそ、23年間も続いた超ハードスケジュールを無事に健康にこなせたのでしょう。

前出のアンケートのとおり、いつも衣服や行動を気にしている人は、心身ともに健康になります。自分自身に気を付けていると、自然に他人の視線も集まります。仲間も集まりやすい。こうして、惨めな孤独から脱出するのです。

7 おしゃべりは最大の娯楽

女性は孤独に強い

ここで孤独の男女差を見ることにします。

簡単に言えば、女性は孤独に強い。理由は次のとおりです。

女性は話すことは下手だが会話が上手、友達や仲間作りが上手です。一方の男性は話すことは上手だが会話が下手、友達や仲間作りも下手なので、孤独に弱い！


もう少し詳しく述べましょう。

女性は、おしゃべり（会話）はとても上手です。話し上手、おしゃべり上手は、仲間作りも上手です。話しているうちに、知らぬ間に仲間ができてしまう。いわゆる「〇〇友」です。そうなればもう孤独も怖くない。女性って、強いですね。

一方、男性は筋肉豊富で肺活量も多いから、一語一語に迫力があり、講話はかなり上手です。聴衆も感激し賛同して大拍手。でも講演が終われば、「ハイ、それまでよ」で終わってしまいます。

おまけに、男性は「沈黙は金」の信奉者です。おしゃべりが嫌いで、下手なのです。講演や講義は上手でも、おしゃべりになると、口の中でモガモガモゴモゴ。聞き手がすぐに飽きてしまう。つまりは群がりや仲間作りが下手なのです。

男女の違いはこんな具合です。

おしゃべりの内容はたわいもない、ご近所の噂話。

男性は、「お隣のお昼のおかずはコロッケだよ」と言います。

女性は、「お隣のお昼のおかずはコロッケだけよ」と言います。

男性の言葉は忠実に昼食の状態を表現します。しかし女性の言葉には、「コロッケだけよ」と、「だけ」がつきます。たった二文字の「だけ」で、お隣の懐具合まで想像させせます。

おしゃべりから生まれた仲間は強固です。おしゃべりは仲間意識の強化に役立ちます。そして、孤独に強い女性を生み出します。

「噂話なんて、なんの価値もない」と、一蹴しないでください。おしゃべりはとても大事です。孤独と闘うには、まず仲間作り。この原則をしっかり守るのが、おしゃべりです。もちろんご近所の悪口はやめましょうね。想像で他人を傷つけるのは避けないといけません。

誰でもできるおしゃべりのコツ

ここで、おしゃべり下手にも救いの手を差し伸べましょう。そのコツは発声練習です。「アイウエオ」でも読書でも、お経でもＯＫです。声を出してみる。最初は大きな声が出なくても、練習が続けばはっきりした発声になっていきます。

「常にはっきり話そう」の心も重要です。この心があれば、練習の継続も容易になり、声も変わってきます。

おしゃべりで疲れも消える

人類が生まれ、獲得した最高の娯楽はおしゃべりだといいます。

おしゃべりの中には家族のことや噂話から、学問、政治、経済の話と、すべての話題が存在するからです。

有名人の栄転出世もあれば、ご近所の降格も廃業もある。奥様のたわいもないおしゃべりで、一国の首相の地位も危なくなります。これだけ力を持つおしゃべりを縦横無尽に使いこなせば、楽しくないわけがありません。人はチャンスさえあれば、時と場所を選ばずに、おしゃべりを始めます。そして楽しい、幸福な気分に浸ります。

どうして、おしゃべりがこんなに有効なのか。

理由は、おしゃべりは全脳的プレーだからです。軽くおしゃべりをすると体の疲れが消えてくれます。

２０１４年に武田薬品が20歳以上の男女に対して、「全身がだるい、重いとき、何をすれば回復の効果があるか」という調査を行いました。１位は「睡眠・休養をよくとる」、2位は「お風呂につかる・ゆっくり入る」。そして堂々の第3位は「おしゃべりする」でした。やはりおしゃべりは最も簡単で有効な娯楽なのです。

おしゃべりを効果的な娯楽にするには言葉の往復が必要です。また楽しい会話には「上手な聞き手」が必要にもなります。それには相手の話を遮らず、しかも要領よく返事をすることです。

話し手が話を区切るのは、話題が完了するときと息をつくときです。話題も同じ言葉も繰り返し続くようなときは、話し手も辛くなっています。そこで、救いの手を差し伸べるように返事をしてください。

息をつくタイミングも返事のチャンスです。このとき会話に入り込めば、相手も会話を遮られたという意識のないままに、こちらの言葉を受け入れます。

言葉を得るまでに、人類は数万年も数十万年も時間をかけています。そして得た結論は、「笑顔の会話は楽しい」「おしゃべりこそ最高の娯楽」です。

8

食事は楽しく会話しながら

人との関わりがある生活

「楽しい食卓の会話」にも、惨めな孤独の大いなる予防効果があります。

九州大学の二宮利治教授によれば、「一人ではなく、複数人と食事をすると、人との関わりがある生活が生まれてくる。また、食事の内容に加えて、その調理の過程や食事をする思い出なども、認知機能の低下を防ぐのに影響している」とのお話です。

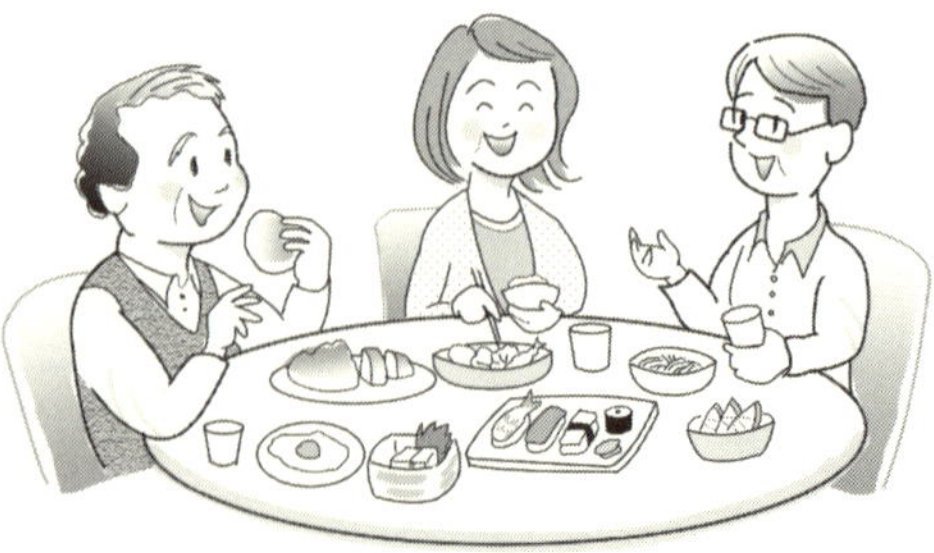

ここで重要なことは、「食事によって、人との関わりがある生活が生まれる」の一言です。「人との関わりがある生活」とは、「孤独でない生活」です。

さらに食事は無防備の状態での行為です。周囲を警戒しながら食べるのでは、おいしくもないし、満足もしない。

皆で楽しく食べるから安心で満腹になり満足するのです。


食事で作られる信頼は、真の友を作ります。

食事のときには、自分をすべてさらけ出す。だから、ファーストデートが食事になるのでしょう。

心の通い合う仲間、同じ釜の飯を食った友と、おしゃべりを楽しみながら食事をする。これだけで、惨めな孤独を避けられます。

豊富な栄養素と、仲良し友達との楽しい会話。ここまで揃えば、食事も孤独の最高の妙薬になりますよ。

9 自慢話はほどほどに

自慢話が多くなると仲間が集まりません。現役時代にどんなに偉くても、現在はただの孤独な老人です。誰にでも人生の絶頂期があったはずです。それを誇りに感じるから自慢競争が始まります。その結果、勝敗が決まり敗者は去ります。勝者があなたならば、あなたの孤独はさらに深まり、孤立になるでしょう。

人は他人に支配されることを好みません。敗者も他のグループに移れば勝者になれるかもしれない。こうしてグループ割れが始まります。

奥様にも、同じ運命が訪れますよ。「うちの主人は現役の頃、○○会社の鬼部長と呼ばれていたの。会社からは『残れ、残れ』と言われたけれど、退職金もドッサリ頂いたから辞めたのよ」と、鼻たかだかに話せば、もう自慢話です。去って行くのは相手の自由。でも、あなたが惨めな孤独になっては困ります。自慢話はほどほどにしましょう。

10 「欲」スイッチ・オンで能力発揮

欲張りはたいへん嫌われます。「あの人、欲張りよ」。この一言でグループから追い出されることも稀ではありません。

特に女性は欲張りを嫌います。理由は、ご自分が欲張りだからとも言われています。女性はスーパーの安売りで、1円安いと2キロ歩くと言います。

「政治家は許されない金儲けをする。許せない」。その「許されない金儲け」が、ご自分の懐に入るならば許してしまう。そんなあなたも欲張りなのかな。

脳はコンピューターにたとえられます。役所、病院、家庭、事務所、学校など、どこにでもコンピューターがあり、これにはスイッチがあります。スイッチがオンになって画面が映り、コンピューターが立ち上がります。

では、脳というコンピューターのスイッチは、どこにあるのでしょうか。

実は、それが「欲」なのです。

「あれが欲しい、これが欲しい」「ああなるといいな、こうなるといいな」。それらはすべて「欲」です。こうした欲の心が働き、脳というコンピューターのスイッチがオンになり、脳が働き出すのです。

どんなに優れた脳でも、反対に鈍くなった脳でも、「欲」のスイッチがオンにならなければ、能力を発揮できません。

認知症が進むと、いくら「欲」のスイッチをオンにしても、脳が反応しなくなります。「欲」の心が消えるからです。逆に「欲」の心があれば、「欲」を目がけてたくさん働きます。認知症予防や健脳効果も上がります。もちろん孤独を乗り越える工夫もなされます。

だから、「欲張りは美徳」なのです。今後とも、胸を張って、大威張りで、「私は欲張りよ」と叫んでください。

11 遊べ遊べ、もっと遊べ

多くの動物は遊び好きです。

遊びの中から生きる術を学ぶという説もあるくらいです。動物の中でも、人間は桁外れの遊び好きらしい。人間は「知恵ある人」、すなわちホモ・サピエンスです。別の名称もあります。「工作をする人」でホモ・ファーベル、「象徴する人」でホモ・シンボリクス。

面白いのは「遊ぶ人」でホモ・ルーデンス。昔の学者が「人」の特徴を捉えて命名したものです。中でも「遊ぶ人」はピッタシカンカンの大当たりです。

１９５３年にイギリスの登山家であるジョージ・マロリーが、世界の最高峰登山に成功しました。そして、なぜ山に登るのか、と問われたマロリーは「山がそこにあるから」という、有名な言葉を残しました。

しかし成功の真の理由は遊び心です。サルは、人間よりもっと身軽でヒマラヤも簡単に登れるでしょう。でも登らない。

サルに言わせれば、「人間はバカだ。なぜエサも少なく寒いヒマラヤに登るのか。そこまで行かなくても、麓は暖かでエサも豊富な場所があるのに」となるでしょう。もちろん、サルのヒマラヤ挑戦は、なしです。

人間にはサルの想像も及ばない遊び心があります。その遊び心でヒマラヤを征服したのです。遊び心さえ充分にあれば、孤独はいとも簡単に征服できるはずです。

しかし年は取りたくないものです。高齢になると、人間特有の遊び心を失うのです。もちろん、遊ぶ余裕もないという、現実の厳しさもあるでしょう。それでも、遊び心を維持しましょう。

遊び心の一部には趣味があります。１００歳超えの高齢者のほとんどは、何かの趣味を持っているとの報告もあります。

孤独を嘆く前に、もっと遊びに挑戦して、人生を楽しみましょう。遊んで遊んで、孤独を克服するのです。

12

成功は人生の後半にあり

世の成功者の中には人生の後半に名を上げていらっしゃる方が多くいます。人生の後半といえば、体力も気力も記憶力も低下し、孤独の毎日を嘆いている時期です。にも関わらず、人生の後半にも成功者が多いとは、理解に苦しみます。そこで、うらやましさ半分で、人生後半の成功の「ナゾ」解きに迫りましょう。

「ナゾ」解明のカギは二つ。知的能力（記憶力）と活動リズム（生活リズム）です。

年を取っても磨かれる結晶性の記憶力

第一の知的能力とは「知恵」。具体的に言えば、「記憶力」です。知的能力は流動性と結晶性に分かれます。（以降、流動性能力と結晶性能力という言葉は、流動性記憶力と結晶性記憶力と同意と解釈してください。）

流動性知的能力は、文字のとおり流れ動くものですから、日付けや毎日のニュースのような記憶に相当します。

一方、結晶性知的能力は「年の功」によって得られた記憶力です。この「年の功」の知的能力をさらに言い換えれば「昔取った杵柄」的なものであり、体で覚えた知的能力です。

不思議なことに、日付けや毎日のニュースのような流動性の記憶はすぐ忘れるのに、「昔取った杵柄」的な結晶性の記憶は、80歳、90歳になっても忘れないし、衰えない。いや努力次第では、かえって進歩する例も少なくありません。人生後半の成功者は、この「年の功」、「昔取った杵柄」の知的能力を最大限に活用したのです。

ではその能力は、いかにして得られるでしょうか。人には何か得手とか得意技があるものです。その得意技を活かすのです。一つの仕事に飽きず、若い頃から努力を積み重ねる。90歳、100歳になっても続けるのです。

衰えない職人業の妙技を見てください。結晶性知的能力とは、毎日コツコツと積み重ねた努力の結果です。職人業の妙技とまではいかなくても、「好きこそものの上手」もあるでしょう。必ず他の人より一歩も二歩も前に出られます。

活発な生活リズムを身につける身近な方法

第二の成功の要素は活動リズム（または生活リズム）の活用です。

我々生物のほとんどは、リズムで生きていることはお話ししました。人間の活動リズムの昼と夜は、山と谷の関係です。昼間の山が高いほど夜の谷は深くなる。つまり昼間によく働けば、夜の熟睡が得られるしくみです。

この活動リズムは全身に働きかけ、活性化します。知的活動はもちろんのこと、自律神経系、内臓機能系、ホルモン関係など、生きるためのすべてにからんでいます。だから、活動リズムがきれいに描けていれば、知能も優れ、肉体的にも健康というわけです。心身ともに優れていれば、成功の方から舞い込んできます。

活発な活動リズムの入手法は、意外と身近なところにあります。

（1）定刻起床
（2）朝日を浴びる
（3）規則正しい3度の食事（朝食は最重要）

の三要素です。

（1）の定刻起床は前にお話ししたとおり、活動リズムの出発点の設定です。出発点が定まらなければ、いかに優秀なリズムでも、その力を発揮できません。

（2）の朝日を浴びるは、脳内ホルモンのメラトニンと深い関係があります。メラトニンは脳内ホルモンであると同時に、眠りに導く物質でもあります。メラトニンは目から入る光量によって、その分泌量が左右されます。光量が少ないと、メラトニンの分泌が増えて眠くなります。逆に光量が多いと、メラトニンの分泌が減り、覚醒作用が始まります。朝起きてカーテンや窓を開けて、朝日をいっぱい取り込むのはメラトニンの分泌を減らし、すっきりとした目覚めを得るためです。

すっきりとした目覚めがあれば、活発な活動リズムも可能になり、心身ともに健康が得られ、大成功へと導かれます。

（３）の規則正しい３度の食事は前にお話ししたとおり、脳内時計の時報の役目をします。朝食で朝を知り、昼食で昼を知り、夕食で夜を知る、といった具合です。

これら３つの要素を守って活発な活動リズムが始まれば、心身の健康は必ずついてきます。心身が健康であれば活躍のチャンスも増えるし成功のチャンスも増える。

「でも、そのチャンスが来たことも分からない」と嘆く前に考えてください。「石の上にも三年」という諺があります。

その心は「何ごとも、３年くらいは辛抱せよ」ですが、別の意味では「３年に１度はチャンスが来る」にもなります。

孤独生活では、気力も体力も低下する。それでも、「３年に１度はチャンスが来る」

を信じて、「人生後半の成功者」を狙いましょう。

アメリカの大富豪モルガン氏の言葉

成功は人生の後半に多く訪れます。アメリカの大富豪のモルガン氏に、こんな質問をした人がいます。「どうしたらあなたのような大富豪になれるのですか」

モルガン氏の答えです。

「私は大富豪になるぞ、きっとなるぞという、固い決意を持ち続けることです」

固い決意があれば、普通の人が見逃してしまうような、わずかなチャンスも見逃さない。小さなチャンスも大きく育てられる。さらに次のチャンスにつながります。孤独を嘆くばかりでは、せっかくのチャンスを見逃します。「必ず成功するぞ」の固い決意で、繰り返し周囲を見渡す。すると、ものを見る目や見方も違ってきます。そして必ずチャンスと巡り会えます。次にはそのチャンスを活かす工夫をしましょう。こうして一歩一歩前進すれば、宝くじより高い確率で成功を得られるでしょう。

13 家族や他人に多くを望まない

「明日、そっちに行くけど、何か買い物はある?」

「ああ、よかった。AとBとCをお願いしたいの」

そして翌日、

「ごめんなさい。AとBは買ったけれど、Cを忘れちゃった」

この会話の後で、あなたは、「肝心のCを忘れるなんて、本当に役立たずだ。頼りにならないなあ」と、頼んだ相手を責めます。

しかし、本当に責められるべきは、あなたです。自分で買いに行けばよいのです。

でも、行かなかった。理由はいろいろあるでしょうが、結局は面倒病です。面倒だから行かなかったのです。

自分にとってはCが重要な品物だとしても、相手にすれば他人事です。Cの重要性を、頼んだあなたほどには感じない。他人事だからです。Cを忘れても当然とは言わないが、あり得る話です。相手を責めるより、他人に多く望まないことです。多く望めば、何かの不足が生じる。孤独者にすれば、その「何かの不足」が許せない。すると、仲間は去っていきます。誰にでも、期待しすぎるのは止めましょう。

孤独対策には仲間が必要です。

仲間が孤独の苦境を救ってくれる。しかし、仲間は他人です。どんなに仲良しで同情してくれても、あなたの苦痛は肌で感じられないのです。それは薄情だからでもないし、見捨てたのでもありません。あなたが相手の苦痛を体験できないように、相手もあなたの苦痛は分からないのです。

苦しいときには、無駄だと分かっていても、苦痛を伝えたくなります。でも、それは伝えるだけにとどめます。それ以上は、言いたくても我慢です。

「士はよろしくやせ我慢」と言います。士とは、志ある人を指します。

また、江戸っ子の心情は「粋・義理、人情、やせ我慢」とも言います。やせ我慢は男の美学かもしれない。いや、孤独者の美学です。やせ我慢して苦痛に耐える。耐えてこそ孤独にも勝てるのです。

もちろん苦痛を訴えることは重要です。訴えることで、苦痛は半減する。しかし完全になくなることはありません。残った苦痛はやせ我慢です。

仲間だから、友達だから、家族だから、何とかしてくれる。何とかしてもらおう。それは甘えです。甘えは過剰期待に変化しやすい。期待が大きくなれば、外れたときに落ち込みが大きくなる。仲間を失うことにもなりかねない。

息子や娘への期待も同じです。特に息子は結婚すれば「嫁の亭主」になって、「あなたの息子」でなくなります。「昔どおりの息子」を期待する方が無理なのです。孝行の心があっても、物理的に無理が生ずるときもあります。

この無理を通せば道理が引っ込む。すると期待が大きくなりすぎる。外れたときの落胆も大きくなってしまいます。

第4章

孤独に打ち勝つ「脳」の活性法

いずれ来る孤独への30の提案

14 咀嚼回数を増やす

老いて脳内に起きる変化は3つあります。

①脳の血液循環量の低下、②ブドウ糖の消費量の低下、③酸素消費量の低下です。

この3つの中で最も重要なものは①脳の血液循環量の低下です。②のブドウ糖も、③の酸素も、血液に溶けて脳内に届くからです。

ということは、脳の血液循環量さえ増加すれば、脳に届くブドウ糖も酸素も豊富になって、老化脳もよみがえる可能性が高くなるわけです。

脳の血液循環を増加させる方法が問題です。食事に関していうならば、咀嚼《そしゃく》回数を増やすことです。咀嚼回数が増えれば、脳の血液循環は確実に増加します。気力も増して惨めな孤独も防げます。専用のお薬を服用するよりも効果的との報告もあるくらいです。

ところが現代は不幸なことに、我が国の歴史始まって以来の、咀嚼回数の少ない時代です。軟食時代の到来です。日本咀嚼学会では、各年代の復元食とその咀嚼回数、食事時間（分）、エネルギー（kcal）を調べました。

時代	一食の咀嚼回数	一度の食事時間	エネルギー
卑弥呼の時代（弥生）	3990回	51分	1302kcal
紫式部の時代（平安）	1366回	31分	1019kcal
源頼朝の時代（鎌倉）	2654回	29分	1131kcal
徳川家康の時代（江戸初期）	1465回	22分	1450kcal
篤姫の時代（江戸後期）	1012回	15分	985kcal
現代	620回	11分	2025kcal

この表を見ると、昔の人たちは貧しい食事を、時間をかけて、よく噛んで食べて

いたことが分かります。

ところが現代は、ラーメン、ハンバーガー、カレーライスなど、どれをとっても柔らかい食事ばかり。咀嚼回数が減る一方です。噛まずに飲み込む食事です。

咀嚼回数が減るということは、脳の血液循環量が減ることです。脳がエネルギー不足で悲鳴を上げることなのです。

孤独が寂しい苦しいと感じたら、迷わず食事チェックをすることと咀嚼回数を増やすことです。

ガムで手軽に咀嚼回数アップ

どうしても咀嚼回数が足りない。こんなときはガムを噛みましょう。

政府のすすめる一口30回から1回の食事での咀嚼回数を計算すると、1500回という数字になります。

現代の一食の咀嚼回数は620回。大不足です。

メーカーによって多少違うでしょうが、１個のガムを味のなくなるまで噛むと、咀嚼回数は１２００回になります。この１２００回に６２０回を足せば、ラクラクと政府のすすめる咀嚼回数を超えるではありませんか。

「転ばぬ先の杖」よろしく、「ボケる前のガム」です。ボケが遠くなれば、孤独も遠くなる。嬉しい話です。

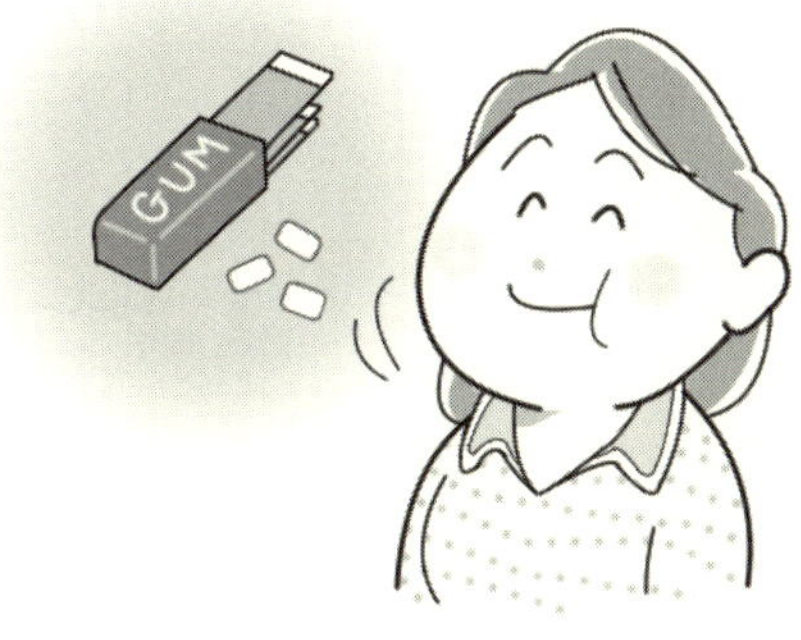

15 よい姿勢が運命を好転させる

体形は心の容器

孤独とは悲しく寂しいものです。

「どうして、こんな惨めな運命なのだろうか」と、世を恨み人を恨みたくなります。その気持ちは分かります。いっそ運命を変えてみませんか。

「運命を変えるなんて、できますか」。できますとも。

アメリカで行われた実験です。思考を変える方法の実験です。方法は、なんと姿勢を変えるだけ。言われてみればなるほど。私が最も興味を持っている言葉「体形は心の容器」とも一致します。

話はかなり古くなります。私の旧制中学時代は戦時色一色で、軍事教練がありました。ことあるごとに「気を付け」の号令です。「気を付け」とは、帝国軍隊の「不動の姿勢」です。簡単に言えば、「胸を張り、背筋を伸ばして、顎《あご》を引いて、視線を水平に」した姿勢です。そして気を付けの姿勢を作れば、「内に気力充実し、外端正《たんせい》ならざるべからず」になると教えられました。軍国少年だった私は、今でも気を付けの姿勢をすると、身も心も引き締まる思いがします。

脳にも内臓にもよい「気を付け」の姿勢

気を付けの姿勢は、孤独にうちしおれた高齢者の矯正には、ぴったりの方法です。胸を張れば、酸素の取り入れ量も増えて、酸欠に弱い脳は大喜びです。酸素がたっぷり脳に届けばかなりの中古脳も奮い立つ。姿勢が良くなれば、内臓にも位置的余裕が生まれるので働きやすくなります。

顎を引くのにも賢脳作用があります。顎を引くと背骨の上の正しい位置に頭部が収まります。同時に頸椎《けいつい》も正しい位置に収まる。すると頸動脈の血流も良くなり、脳の血液循環は増加し、たくさんの栄養（血液）が脳に送り届けられます。

高齢者の姿勢は、ほとんど例外なしに膝を軽く曲げ、腰を落とし、背中はまん丸で顎を突き出しています。そこで「気を付け」の姿勢です。酸素もたっぷり、栄養もたっぷり。脳も体も元気いっぱいになって、やる気も出て来る。

ちょっと古いですが、ＮＨＫでは、こんな報告をしています。

「最も好まれる体型は、背筋を伸ばし、胸を張り、姿勢を良くすることだ」と。

孤独の「毒」で、身も心も萎えたら、何も考えずに、気を付けの姿勢をしましょう。

気を付けが分からなければ、胸を張り、背筋を伸ばして全身に力を入れる。そして、５つ数えて力を抜きます。この運動を、朝1回、昼1回、夜1回。

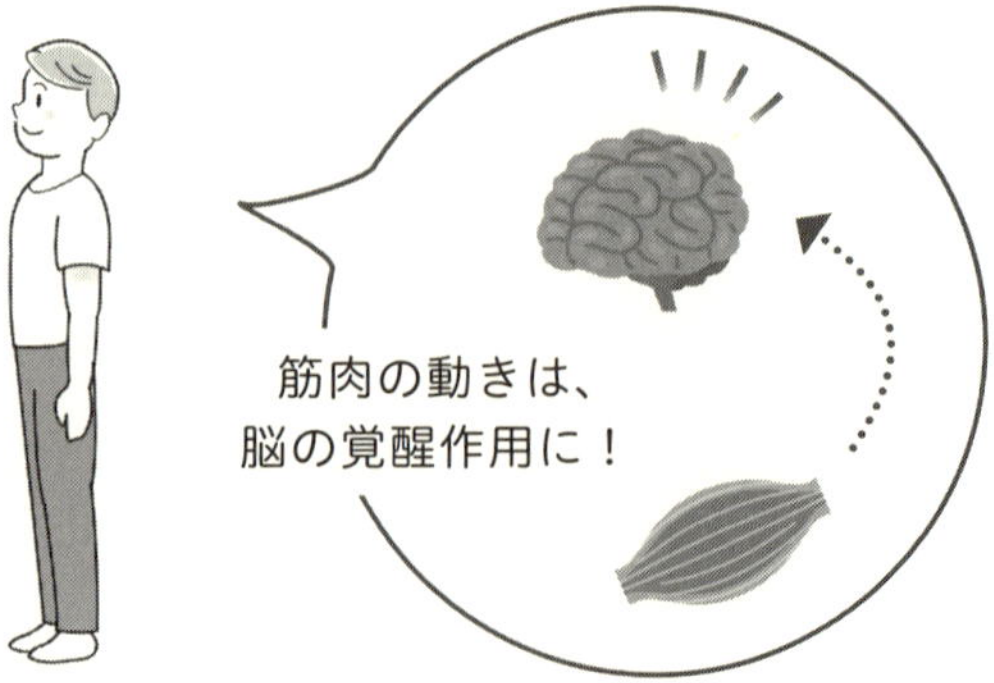

筋肉の中には、知覚神経の末端に「筋紡錘《きんぼうすい》」という装置が備わっています。筋紡錘は筋肉の動きをキャッチして、脳に報告する装置です。でも、ただの報告ではない。筋紡錘から転送された報告は、脳の覚醒作用として働きます。

脳が覚醒するとは、健脳になることです。すると、顔つきも変わります。生き生きした、希望にあふれた顔になる。こうなれば「孤独ジイさん」とか「孤立バアさん」なんて、言わせませんよ。

良い姿勢には、運命まで変える力があるのです。「体形（姿勢）は心の容器」です。体形（姿勢）が変われば心も変わる。姿勢を正すたびに、筋肉が動くたびに脳は覚醒するのです。この原理を応用して、軽度の認知症の症状改善には、必ずといってよいほど運動療法が取り入れられています。

孤独が進んで孤立になると、周囲への気配りが皆無になる。同時に脳への刺激も減る。これこそ認知症への道です。こうなるのではないかという心配があったら、迷わず「気を付け！」です。孤立や認知症の予防のためにも、またお子さんの賢脳のためにも、時々「気を付け」を試みてください。

16

元気な声は元気な友を呼ぶ

声が弱まれば能力も低下する

脳は言葉を作り、言葉は脳を変えます。言葉は脳の叫びです。そしてその叫びは、声によって姿を現します。

驚くなかれ、脳の働き具合と声の勢いは直結しているのです。若い人は元気な声で話します。高齢者は弱々しい声で話します。声の勢いが弱まれば脳力も低下します。おまけに体力も低下します。

孤独と闘うには、もっとしっかり、はっきり声を出して、元気よく話しましょう。元気よく話すと、必ず元気のよい仲間が集まります。

群がり動物である人間は、自己防衛のためにも助けてくれる仲間を求めます。強力な仲間か否かの最も簡単で確実な判定方法は声です。声の勢いです。元気な声ならば強力な仲間、弱々しい声ならば、こちらが仲間を助けることにもなりかねない。声の勢いが増せば元気いっぱいになって、孤独にも勝利します。

そこで元気な声を得るための工夫が必要になります。まず発声のメカニズムから参りましょう。声の元気さは、呼吸の呼気に関係します。息を吐くと、呼気が声帯を振動させる。その振動は音になり声になります。大量の息を強く吐けば、声帯が大きく振動して、元気な声が得られます。

元気な声を出す方法

そのためには、大きな肺活量が必要です。

声楽家の体形を思い浮かべてください。ほとんどの声楽家は広い胸郭の持ち主です。そうです。元気な声を得るためには、空気の入れ物である、大きな胸郭が必要なのです。そのためにも、姿勢を良くしましょう。

方法は簡単ですよ。まず自然体で直立します。そして、体重を軽くつま先にかける。たったこれだけです。

体重がつま先にかかると、膝が伸び、骨盤がやや前傾になる。これで骨盤が安定します。その上に乗る背骨は生理的湾曲が正しく維持できる。背骨の上の頭部も正しい位置で収まります。

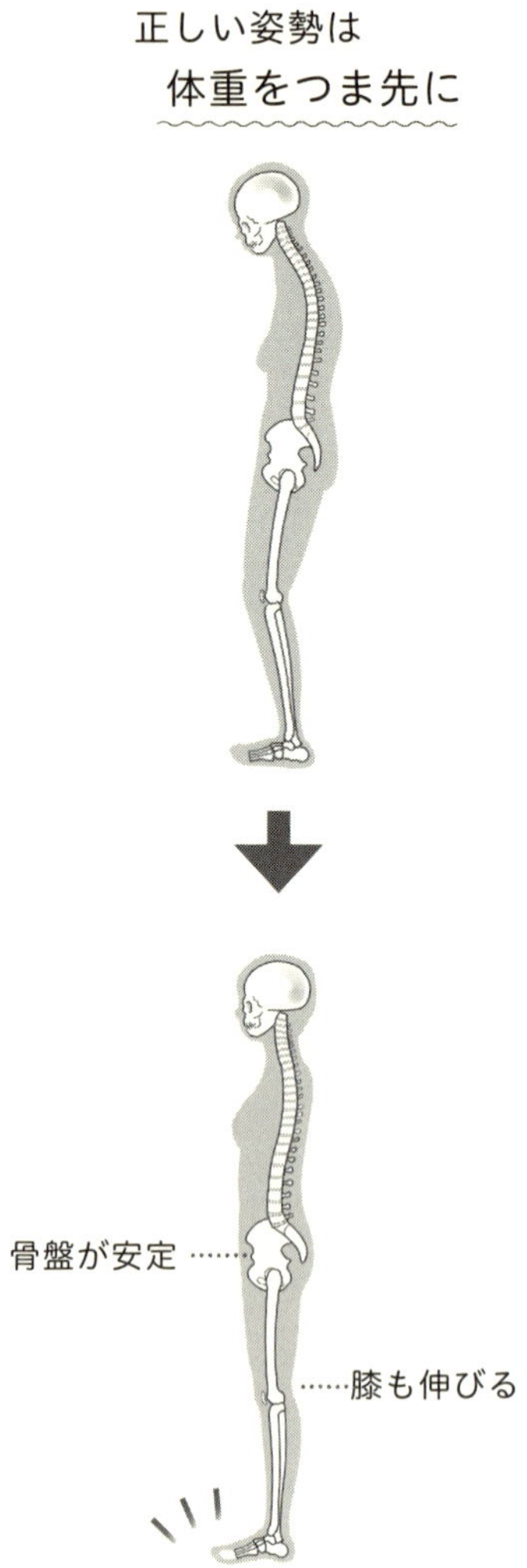
正しい姿勢は
体重をつま先に
骨盤が安定
膝も伸びる

背骨は体の大黒柱です。背骨には３つのカーブがあり、頸椎《けいつい》は前方へ、脊椎《せきつい》は後方へ、腰椎《ようつい》は前方へとそれぞれカーブしています。

これらのカーブが生理的湾曲です。この３つのカーブが、歩くたびに足から来るステップショック（歩行によるショック）を和らげているのです。

体重をつま先にかけるとき、かかとが浮くほど体重をつま先にかけることは禁物です。姿勢全体が前のめりになって、前方転倒が起こりやすくなるからです。

また、前のめり姿勢は、猫背を招きます。猫背が進行すれば、次は老人性亀背《きはい》です。

背中が丸くなると胸郭が圧迫されるから、大量の空気を取り込めない。声はさらに弱くなる。そうなれば、脳パワーも低下して、孤独は孤立となり、ボケるか短命に終わります。嬉しくありませんね。

やはり姿勢を正して、元気よく、はっきりした声で話して、心地よい孤独を楽しみましょう。

17

颯爽と歩こう！

歩く姿は老化のバロメーター

歩く速度は、脳の働きと筋肉の量と質で決まります。

歩行は自動運動です。一歩一歩考えながら足を出す人はいないでしょう。無意識のうちに足が出て歩きます。

この「無意識」が問題なのです。体は意識していなくても、脳は意識しているので、脳が衰えればこの「無意識」も弱まります。だから高齢者は、足を引きずるようにして歩くのです。

心地よい孤独のためには、仲間作りが絶対的に必要です。颯爽と歩けば、「コイツは頼りになるな。仲間になろう」と思われて、人も集まります。歩く姿勢は良い姿勢の延長線上にあります。立って良し、歩いて良し。こうなれば最高です。

「老醜は恥」と知ろう！

老化は生理現象であり、自然現象です。しかし、老化は許されても老醜は許されません。特に老醜は仲間集めには最悪の条件です。

ところが、世の中は甘い。いや、甘すぎます。「年を取れば、恥も外聞もない」といって、ほとんどの老醜を許してしまいます。昔から「恥を知るものは強し」と言います。老いることは恥でない。でも老いて醜くなることは恥です。老醜は恥だと知れば、世界が変わります。仲間が集まります。孤独にも強くなります。

「姿勢を良くする薬はありませんか」と多くの人に尋ねられます。残念ながら、ないのです。自分で注意し、矯正する以外にないのです。男性も女性も、ショーウインドーに映った我が姿勢を見てカッコよく歩きましょう。

「ショーウインドーも見たくない」ならば、姿勢矯正器具もあります。「たすきをかける」の要領で姿勢を矯正する製品です。試してみるのも一案です。

18 笑顔と「ありがとう」で脳は変わる

仲間を作る言葉

人間の言葉には、不思議な力があります。

脳は言葉を生み、言葉は脳を変えます。猛々《たけだけ》しい言葉からは猛々しい脳が生まれます。優しい脳からは、優しい言葉が生まれます。


いかにすれば、こちらの気持ちのこもった言葉を、相手に伝えられるでしょうか。

話に笑顔を付けるのです。笑顔で話すことです。笑顔は世界共通の親睦と信頼の合図です。まず笑顔で親睦と信頼を得る。そして心のこもった言葉が続けば、正しい会話は成立します。聞き手の理解も好意的になり、仲間意識が強固になる。つまり相手も真剣になってこちらの話を聞いてくれ、真剣な答えが返ってきます。

世界各国の「美しい十の言葉」の中に、感謝の言葉がほとんど例外なく選ばれます。感謝の気持ちが素直に伝わるからでしょう。

でも最近の若者の会話から、「ありがとう」という美しい言葉があまり聞こえません。テレビからは、「おれ、おまえ、きさま、じゃねえか」などのケンカ言葉が毎日流れます。テレビは良くも悪くもオピニオンリーダーです。テレビで毎日ケンカ言葉を流せば、ケンカ言葉が市民権を持つし、脳もケンカ状態になる。

また、現代は自己主張の時代です。スマホを見るのも自己主張なのでしょう。道でぶつかっても両者の間に「譲ろう」がないのだから、すぐにケンカが起きる。おまけに脳は「ケンカ言葉」でケンカ脳になっている。

こんな調子で、最近の日本人は怒りん坊になっている。だから、あおり運転も家庭内暴力も、我が子殺しも起こりやすくなったのでしょう。

毎日がケンカ脳では「ありがとう」も消えるはずです。かくして日本語の中から「美しい言葉」が一つ消える。「ありがとう」の感謝の気持ちがなくなると、社会が狭くなります。「ありがとう」のない若者には将来がない。そしてそのまま老いたあなたには、孤独という悲しい余生が残るだけです。

「言葉」は孤独に打ち勝つ強力な武器です。

中でも「ありがとう」は最強の武器です。自ら最強の武器を捨て去るような、愚かなまねは厳に慎むべきです。

「アリが十（ありがとう）なら、ミミズははたち（二十歳）、ヘビは二十五で嫁に行く」。ざれ言葉にも使われる「ありがとう」です。笑顔を生む「ありがとう」です。人間関係に花を咲かせる「ありがとう」です。孤独のあなたは、もっともっと「ありがとう」を多用してください。

孤独と闘うには仲間が必要です。感謝の気持ちがなければ、仲間を増やすどころか、敵を増やすかもしれない。仲間を作るとは、孤独と闘う援軍を作るばかりでなく、残りの人生を預けるという意味も含まれます。より良い終わりを得るためにも、親睦にも信頼と感謝の心のこもった言葉を使いましょう。

19 言葉の自己暗示効果を活かす

言葉は単なる通信機能ではない。自らを励ます力も秘めています。

逆に、自分の言葉で自分を落胆させることもあります。一人になり寂しい状態に追い打ちをかけるように、「寂しいな」を連発すると寂しさが増します。「寂しいな」の再確認で自己暗示現象が生まれ、ドンドン寂しさは増してゆきます。

逆に「頑張るぞ」を連発したら、生き生きとして元気な孤独が生まれます。そうです。あなたを元気づけるのは、あなた自身なのです。

他人ではなく自分自身が言うのですから、ポイントをしっかりとつかんでいる言葉です。ドンピシャリと当たり、元気百倍。

朝起きたら「今日もハッピー」。自分に言い聞かせるように語りかければ、脳はその言葉によって「今日もハッピー」だと信じ込む。信じる者は救われます。「寂しい孤独よ、さようなら」です。

20 銭湯で脳のストレス解消と孤立予防

最近の我が国では、多くの伝統的施設が消えました。その代表が銭湯です。

「食事を先にしますか。銭湯が先？」

ひと昔前には、こんな会話がありました。家庭風呂はごく稀で、多くは銭湯を愛用したものです。

日本人のお風呂好きは世界でも珍しい。国民の6、7割が毎日か、隔日入浴。ギネスもびっくりの記録です。このお風呂好きは江戸時代も変わらない。いや、むしろ今より盛んだったほどです。銭湯は一種の社交場の様相を呈しました。しかも混浴でした。実におおらかな国民性でした。

この「社交場の様相」が非常に重要なのです。

社交場とはおしゃべりの場です。孤立している人も銭湯に行けば多くの情報が集まり社会性が復活します。世間話のついでに、孤独の寂しさも愚痴も出るでしょう。

また、多くの実験や調査では、広い湯船がストレス解消に有効とされています。裸のつきあいで、気も通う、心も通う。銭湯が消えていくのは、悲しい限りです。

さて、銭湯には難点もあります。それは、やや高温湯ということ。銭湯のお客様は平均して高齢です。そして高齢者の好む湯温と言えばピリピリ肌を刺すような高温。

この刺激を和らげるように、脳内から鎮痛剤の王様モルヒネに似た「脳内麻薬様物質」が分泌されます。本物の麻薬ではないから依存症は起こりません。でもモルヒネ様効果で気分は爽快になる。だから高齢者は高温浴を好むのでしょう。

ピリピリ高温浴もＯＫ。でも42度を越えるほどの高温浴は、やはり要注意です。42度は「死に《42》度」です。入浴事故の原因にもなりかねません。

また、銭湯ではあまりありませんが、温泉では飲酒入浴事故があります。「入るなら飲むな。飲んだら入るな」です。

日本人はお風呂大好き、温泉大好きです。ついでに銭湯もお忘れなく。

21 脳神経細胞を増やそう！

昔むかしのその昔、私の学生時代には「脳神経細胞は生まれたときに数が決まっている。成長後も脳神経細胞は増えない」というのが定説でした。

ところが、医学の進歩した現在では「脳神経細胞は増える」になりました。

脳神経細胞の数と知的活動の活発さは、どんな関係になっているのでしょうか。

森を想像してください。若い森は樹木の本数も多いし、枝もたくさん伸びています。枝同士が結びつき、ジャングルという巨大な森林ネットワークを築きます。

森が老いると樹木も枝も枯れて減り、森が粗くなります。森林ネットワークも消え去ります。

脳神経細胞も同じです。若いときは脳細胞の数も多い。脳神経細胞自体も枝を伸ばし、隣の脳細胞とつながり、巨大な脳神経細胞のネットワークを築き上げていきます。老化すると、脳神経細胞が次々に死に絶え、数も減ってゆきます。せっかく築き上げた脳神経のネットワークにもほころびが現れ、細胞同士の連絡も難しくなる。脳神経細胞1個の情報はわずかでも、ネットワークがしっかりつながっていれば大きな知識量になり、年齢に関わらず高度な知的活動も可能になります。

逆に、脳神経細胞のネットワークが崩れると、豊富な知識が得られず知的活動は低下します。知的活動の増減には、脳神経細胞の数と、そのネットワークの密度が深く関係しているのです。

〝楽しみながら〟が大事

では、脳神経細胞の数とネットワークと、どちらが重要か。

もちろん脳神経細胞の数です。脳神経細胞のネットワークとは、脳神経細胞から出ている枝の結びつきです。脳神経細胞が減れば、枝のネットワークは激減します。

脳神経細胞が増える方法を考えましょう。

その方法も、実行と継続が可能なものを選びました。

・運動　・咀嚼回数の増加　・異性、またはお仲間とのコミュニケーション
・旅行　・散歩　などです。

しかし、ここに大切なことが抜けています。各項に「**楽しみながら**」を加えてください。

運動を例に取り上げます。運動は重要です。そこで実験ラットを泳がせます。実験ラットは水泳が苦手です。もがき苦しみながらも、泳ぐという運動をします。

その後、記憶を司る脳の海馬の神経細胞の増殖を調べました。

すると、泳ぐという運動をしたにも関わらず、実験ラットの海馬の神経細胞の増殖はありませんでした。

なぜだ。賢脳法には、はっきりと「運動」とあるのに！

増えなかった理由は簡単です。

もがき苦しみながら泳いだからです。実験ラットが水泳が得意で、楽しみながら泳いだら、脳神経細胞は増えていたでしょう。全く同じことが、各方法に言えます。

重要な点は、「苦しみながら」では、脳神経細胞が増えないということです。いずれの項目も、楽しみながら行わないと効果が上がりません。何をするにも笑顔と楽しみ。その方法は簡単です。

異性、または仲間とのコミュニケーションと、各項目を組み合わせればよいのです。どの項目も、異性とともに行えば効果が上がります。その理由は「性」です。

性は繁殖ばかりでなく、生きる力なのです。

性には不思議な力があります。生きている限り、性があります。性のある限り、生きる力が生まれます。

この場合の性は、性行為を指すものではありません。性行為があってもなくてもよろしい。異性とともにあるというだけで、生きる力が増すのです。

東洋医学的には陰陽の作用ということになります。おおらかな性を、孤独制圧に利用しましょう。

「ちょっと待った。オレは毎日、古女房と会話しているぞ。海馬とやらの神経細胞は増えるのか」。もちろん増えますよ。ただし条件があります。会話が楽しければ、脳神経細胞は増えます。楽しくなければ増えません。

特に老いた夫婦の会話は、楽しさが重要なのです。毎回ケンカ脳で相手を責め合っていては、増えるはずの脳神経細胞も増えてくれないのです。

会話は笑顔で、楽しい話題を心掛けましょう。

脳の萎縮＝ボケる、ではない

話を変えましょう。老化脳には、しばしば萎縮という現象が見られます。脳が萎縮すると、ボケるのでしょうか。たしかに認知症の脳の多くは萎縮しています。萎縮はボケの証拠なのでしょうか。

実は違うのです。強い萎縮がありながら、活発な知的活動を可能にしている人もいれば、難しい書物を読み理解する人もいます。萎縮すなわちボケではありません。萎縮していても、脳神経細胞のネットワークがしっかり生きていれば、認知症にもならないのです。

では、いかにすれば萎縮していても、高度な知的能力を保てるのでしょうか。

脳の血液循環の増加が重要です。脳の血液循環の血液の中にはブドウ糖、酸素、脂肪、ビタミンやミネラルなど、脳が求めている栄養のすべてが含まれています。この血液が脳に届けば、衰えかけた脳神経細胞もよみがえります。

また、衰えたといっても、脳内のすべての脳神経細胞が衰え萎縮するものではありません。「無症候性脳梗塞《むしょうこうせいのうこうそく》」という疾患があります。その名のとおり、ＣＴ検査や、ＭＲＩ検査で調べると、たしかに脳梗塞がある。ところが症状が少しも現れない。脳梗塞の症状といえば、意識障害、半身の麻痺、言語障害などがあるはずです。しかし、いくら調べても、そんな症状は見つからない。

無症候性脳梗塞は、多くの中高齢者の脳に見つかります。60歳を超えると10歳に

1つの割合で現れます。つまり、70歳ならば7個、80歳ならば8個といった具合です。

症状がない理由は何でしょうか。

それは小さな脳梗塞が、脳の不要な部分にできたからです。不要な部分に脳梗塞ができても、脳としては痛くも痒くもないのです。症状もなく健康脳として働けます。萎縮にも同じことが言えます。脳の不要な部分が萎縮しても、脳は痛くも痒くもない。健全に正常脳として働けるのです。

もちろん脳梗塞も萎縮も、ないに越したことはありません。

脳梗塞になるのは遺伝もあるでしょうが、その予防には、まずは血圧の安定と高脂血症のコントロールが重要です。そして萎縮の予防は、一にも二にも、脳の血液循環の増加です。

こうして脳梗塞も脳の萎縮も予防できれば、活発な知的活動もＯＫ。年齢より若い脳にもなるでしょう。活発な知的活動は寂しい孤独も追い払ってくれます。

第5章

孤独と闘える「体」の作り方

いずれ来る孤独への30の提案

22

食欲不振時は偏食OK！

高齢者の食事の基本の考え方は、「老化という大仕事には大量のエネルギーが必要」です。だから、老人粗食説はあり得ません。

歯を磨いて、噛む力をつけて、咀嚼回数を増やしましょう。たくさん食べてサルコペニア（老化性筋力低下）を防止するのです。強い食欲不振になったら、栄養バランスも無視して、好きなものだけを食べるのです。こうして「食べる」記憶を回復して、食欲不振を乗り越えます。

偏食は、栄養的にいえば好ましくありません。でも、栄養がいかに重要でも、食べなければ栄養効果はゼロです。食欲不振のときの偏食は大いに結構です。

高齢者性低栄養では、食べることがファーストです。食べる習慣が戻ってから、栄養を調節しても決して遅くありません。偏食であろうと、まずは食べることが第一です。食べなければ餓死するのですから。

23

バラエティに富んだ食事は脳の活性食

孤独者は、何を食べるべきか。これも大きな問題です。基本は脳の活性食です。孤独から認知症へと進む例は非常に多い。では、孤独と認知症を予防し、長命となる食べ物は何か。

ここは注意が必要です。効果は、従来いわれてきたような各食材ではなく、食べ方にあるらしいからです。認知症予防にはまず、テレビでおなじみの「〇〇食材は認知症予防の効果あり」との情報は忘れてください。

正しくは、「効果あり」ではなくて、「あるらしい」程度なのです。食材は薬ではありません。食材中の薬効成分もごくわずかです。しかも、たまに食卓に上るようならば、効果はゼロに近くなってしまう。

人間は好き嫌いを大切にする動物です。健康効果があるとしても、嫌いな食材を毎日続けられてはたまりません。好きであっても、連続では飽きてしまう。

さらに重要な点は、「ばっかり」食になる危険性です。偏食の重要性はお話ししました。でもそれはあくまでも非常手段です。「食べる」習慣を取り戻したら、偏食禁止で栄養のバランスを考えないといけません。

「ポリフェノール」の健康効果

もちろん、テレビで取り上げる食材も、健康効果が完全にゼロとも決めつけられません。好例が葡萄酒です。ここにフレンチパラドックスなる言葉があります。フランス人は他の欧米諸国と同じく、肉食も動物性脂肪の摂取も多い割に、狭心症や心筋梗塞、さらには脳梗塞も少ないといいます。これが、フランス人の愛飲する葡萄酒のポリフェノールの影響だろうと考えられているのです。もちろん異論も反論もあります。でも、ポリフェノールの健康効果は認められたわけです。

「緑茶」を飲んで認知機能低下を防止

食事は、1日3回、1ヶ月で90回、1年で1095回。それが何十年も続くのです。その影響ははかりしれない。こうした積み重ね効果も考えます。

まずは食事の友のお茶です。世界各国のどこでも、食事とともに飲むお茶、またはお茶らしきものが存在します。金沢大学神経内科学の山田正仁教授らは、石川県七尾市中島で、緑茶と認知症の関係を調査しました。追跡期間は約5年。緑茶を全く飲まない群に比べて、緑茶を週に1～6回飲む群では、認知機能が低下する率が大幅に減ったと報告されています。

「副食」に関する調査

福岡市に隣接する久山町での研究では、緑黄色野菜や牛乳、乳製品、大豆、大豆製品などを多く摂取し、米や酒の摂取が少ない食事のグループの方が、認知症の発症率も低かったと報告されています。

この調査は非常に面白い。今までのように、特定の食品の効果ではなく、不特定多数の栄養素に目をつけたのです。

日本のお米は世界の優れものです。非常においしい。でも残念なことに含まれる栄養素の種類が少ない。主食である米、パン、麺などの摂取量や酒量が多いと、糖質量やカロリー数は満足しても、ビタミンやミネラルなど、認知症や老化の予防に効果のある、他の栄養素を含む食品類の摂取量が減ります。そして食事全体の栄養バランスも崩れてしまう。

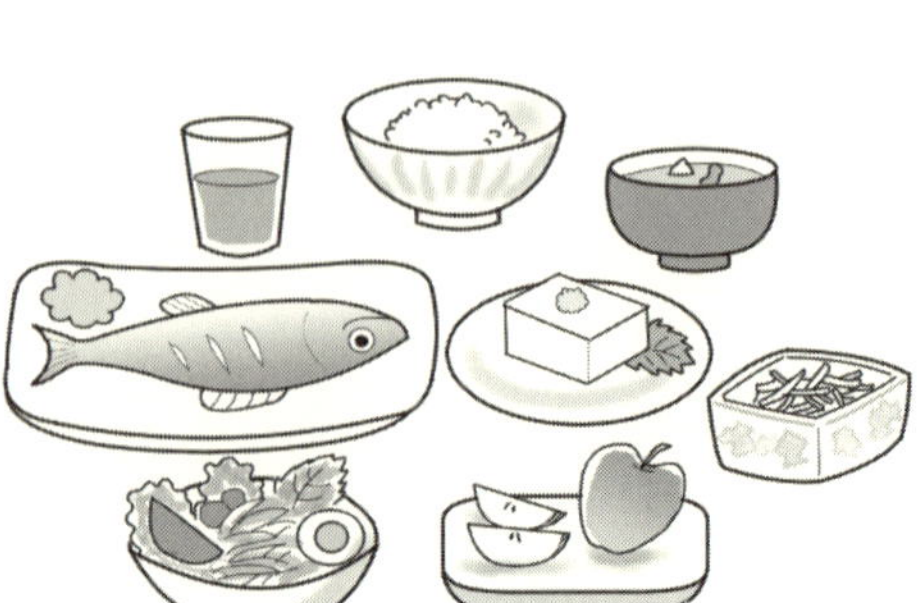

つまり、バラエティに富む副食重視の食事の方が、認知症や老化予防にも記憶力回復にも効果的、と分かったのです。

これは、九州大学や国立長寿医療研究センター老年学・社会科学研究センターでも同様な研究がなされ、同様の結果を出しています。

食事は食べること自体に、脳活性が組み込まれているのです。食欲がなくなれば、摂食行動も疎かになる。ついには食べること自体に苦痛を感じます。

それでは認知症や老化の予防効果の高いビタミンやミネラルの摂取も大減少。そして脳活性も大低下します。食事は豊富な栄養素を取り込み、味を楽しみ、食卓の会話を楽しみ、脳を活性化する大事業なのです。

おもいッきりテレビの頃の話ですから、かなり以前の情報ではありますが、カナダの認知症施設から、高ビタミン、高ミネラル、高カロリーの食事で、認知症症状が少し改善したとの報告がありました。

当時は認知症そのものが大きな話題ではなく、治療薬もやっと始まったばかりだったので、この貴重な情報も記憶の片隅に追いやられてしまいました。

今にして思えば、豊富な栄養素は認知症の進行を妨げるという事実は、数十年前に認められていたわけです。この時点で、「主食を少なく、副食を多く」が取り入れられていれば、救われた認知症患者も少なくなかったはずです。

「〇〇食材は△△病に有効」。こんな甘い言葉に惑わされて、「豊富な栄養素」の効果を見落としていたのです。過ちを繰り返してはいけません。あなたは実験ラットでも実験協力者でもないのです。

普通の高齢者に同じ食材を食べさせ続ければ、必ず飽きる現象が発生して、食欲まで減少します。

老化という大仕事を背負った高齢者に、食欲不振は生死に関わる一大事です。孤独であろうとなかろうと、高齢者には豊富な栄養素が必要です。そして、自立度を高めることがより重要にもなります。

24 肉食で自立度を高めよう！

孤独になれば、自分一人で、何でもこなさなければならない。誰も助けてくれません。掃除、洗濯はもちろん、お買い物、調理、ゴミ捨てに至るまで、すべて自力で行うのです。

そのためには、自立度を高める必要があります。

都立総合老人研究所では、高齢者の自立度調査をしました。その結果、自立度の高い高齢者は肉類を多食していると分かりました。

老いると、サルコペニアやフレイルの症状が現れます。

サルコペニアとは老化による筋肉の質と量の低下をもたらす症状です。

フレイルは老化による筋肉の質と量の低下によって、介護が必要になる状態を指します。

重要なことは、サルコペニアもフレイルも、ともに肉類を多食すれば、かなり予防が可能という点です。

前にも述べましたが、高齢者は仕事量が少ない。だから、食事も少量でよい。多くとりすぎれば、消化不良を起こして健康を脅かす。これが高齢者粗食健康法の始まりです。

しかしこれは、とんでもない誤解です。

高齢者は老化という大仕事を背負っているのです。粗食では大仕事をこなせない。そのまま粗食を続けていれば、必ず身も心も害します。

そこでカロリーも栄養もたっぷりの肉類を多食します。すると、前出のごとく、老化の大仕事にも打ち勝って、自立度が高くなります。

25 体力作りで勝利をもたらす

よく食べ、よく動く　「小太りは長寿」

筋肉の量と質の強化や増加には運動、と思われがちですが、本当は運動より食べることの方が重要です。とにかく食べる！　そのついでに、体を動かすのです。食べて動くが重要なのです。最大のポイントは、食べる量です。栄養のバランスもカロリー問題も無視です。まずは食べる量を増やすのです。

「そんなに食べては、胃腸機能が追いつかない」。いや、心配ご無用です。胃も腸も筋肉の管です。筋肉の特徴は「訓練によって強化される」ことです。訓練が続けば、胃腸管は強化され、大量の食物でも消化可能になります。

信じられない方は健康な高齢者を見てください。例外なしの大食いです。大量の食物を取り入れ、余すところなく消化する。そして健康になるのです。食べて太って体力をつける。体力をつけて、孤独や老化と闘い、そして勝利するのです。

「動く」も簡単です。すでに筋肉強化運動を行っている方は、そのまま継続です。運動嫌いの人は、毎日の生活行動を少しスピードアップして、運動不足の汚名（？）を返上しましょう。食べるから動ける、動くから食べられるのです。

「肥満は諸悪の根源」といいますが、高齢者にとっては「痩身は諸悪の根源」に代わります。もちろん常識外の異常な病的過食はおすすめできませんが、常識内の大食いは高齢者に元気を与えてくれるものです。

老化には個人差があります。個人差を別の方向から見ると、体力の差になります。多くの寿命調査では「小太りは長寿」と報告されます。健康な高齢者は、ほとんど小型の肥満、小太りです。少なくとも大痩せではありません。大痩せさんは老化とも病気とも闘う体力がない。小太りさんは体力充分で、しっかり闘えます。健康や長寿に自信があれば、心にも余裕が生まれます。その余裕が心地よい孤独を生み出してくれるのです。糖尿病や腎臓病のように、食事療法を必要とする疾患のある方は、医師の指示に従ってください。

人間とは動物で〝動く物〟

人間は動物です。動物とは動くものです。本来動くものが動かなくなれば異常です。やはり運動は必要です。

世の中には運動嫌いの方も少なくありませんが、それでも運動は必要です。

かつての運動生理学の理論では、「最低でも30分以上の運動の継続がなければ、脂肪は燃えない」でしたが、今日の運動生理学は変わりました。

「少しずつでも、毎日の積み重ね効果は大きい。積み重ね効果があれば脂肪も燃えるし、健康も得られる」となっています。

方法は簡単です。ちょっと生活行動にスピードを加えるだけでＯＫです。

買い物の往復に、少しスピードを加えて速く歩く。掃除も洗濯もスピードアップ。

もちろん疲れればスピードダウンします。少し休んで疲れのとれたところで、再びスピードアップ。この繰り返しです。

「生活行動は運動ではない。正式で軽い運動はないのか」という方には、毎日2回NHKで放映しているテレビ体操です。わずか3分ですが、内容的にはかなりの優れもの。毎日続ければ、必ず良い結果が得られます。

「それも嫌」ならば、簡単スクワットはいかがですか。

まず机や椅子を使って、転倒防止を心掛けます。転倒防止が確保できたら、膝を軽く曲げて伸ばす。朝昼夕に10回ずつやれば充分です。

はじめは5回でもよろしい。慣れたら5回を10回に増やして1日3回、合計1日30回になります。簡単スクワットは大腿四頭筋が鍛

簡単スクワット

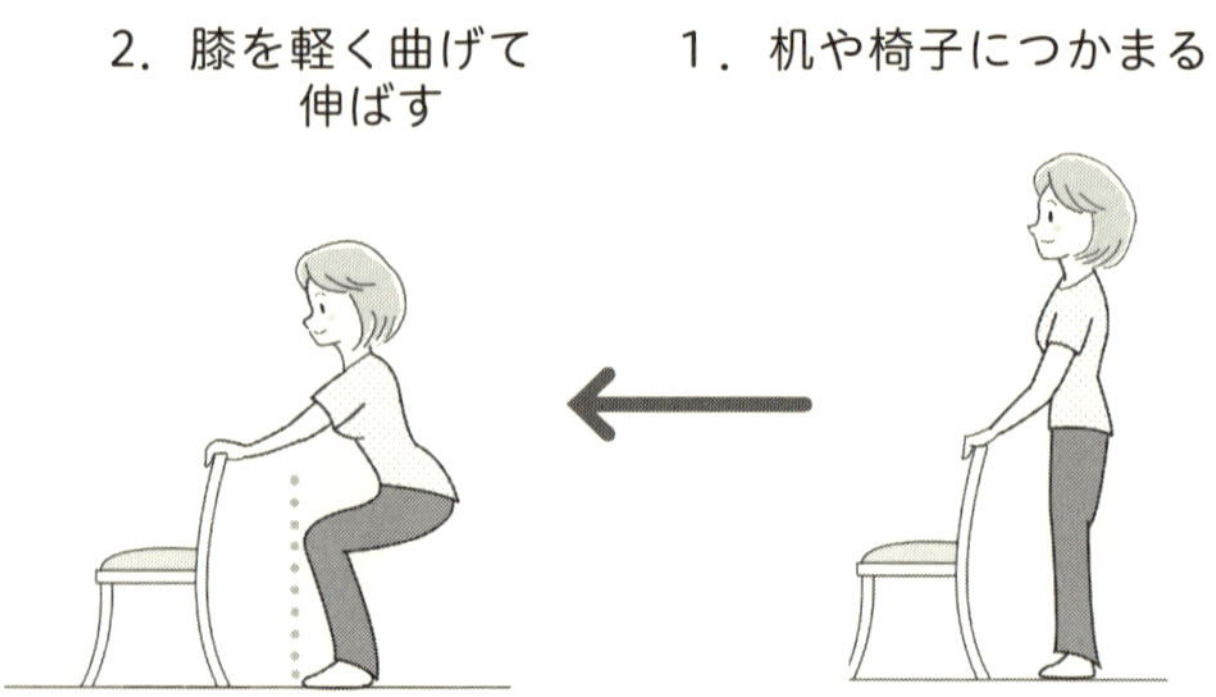
1．机や椅子につかまる
2．膝を軽く曲げて
伸ばす

えられ、歩行にも膝痛や腰痛の改善にも有効です。

下肢は体の中で最も血液がたまりやすい箇所です。簡単スクワットで下肢が動けば、大量の血液が動いて全身の血液循環がスムースになり、心臓病にも有効です。もちろん簡単スクワットは正式のものではありません。正式スクワットは効果もより大きいのですが、かなり難しくきついので途中で挫折してしまいます。

この中止が恐ろしいのです。高齢者の中止は心の挫折につながります。「何をやってもダメ。自分はダメ人間なんだ」になって、意欲が低下します。

健康を得るためにも実行と継続、自信をつけるためにも実行と継続。一夜にして健康になれる方法などないのです。

我が国は高い水準の教育制度を誇っています。それだけに、理論に溺れやすい傾向にあります。知識だけで健康になれるのならば、医師は皆健康でしょう。

運動は健康に絶対的に必要です。嫌いならば嫌いなりに、運動でない運動を取り入れる工夫が必要になります。

生活行動にひと工夫をプラスして、運動嫌いの健康を維持しましょう。

26

肌の老化に逆らう

顔の筋肉を鍛える

顔の表情筋は、四肢や体躯の筋肉と違い、筋肉から骨へと片方だけの固定だったり、筋肉から筋肉へというケースもあり、固定点がしっかりしていません。そのため、訓練しにくく、伸びれば伸びっぱなし、縮めば縮みっぱなしになりやすいのです。それが皮膚のたるみになってシワを作ります。また、加齢によって筋力も弱まり、重力に抵抗するための抗重力筋も弱くなります。

高齢になると転びそうになったとき、とっさに踏みとどまることができずに転倒しやすくなるのも、この抗重力筋の低下のためです。

不思議なことに、抗重力筋と咀嚼には深い関係があります。

咀嚼力が強くなると、抗重力筋が強化され、転倒が減るというのです。ものは試し、奥歯をぐっと噛みしめてみてください。何となく全身の筋肉が引き締まるように感じます。これが、咀嚼力アップ＋抗重力筋アップの効果です。

多くの実験では、「咀嚼力が高まれば、抗重力筋が強くなる」までは確認されていますが、残念ながら、「抗重力筋が強くなればシワ、たるみが減る」までの確証は得られていません。

前に「ボケる前にガム」とお話ししました。今回は「シワの前にガム」です。ガムを噛んで咀嚼回数を増やし、抗重力筋を増やすのです。都合の良いことに、顔面のシワの近くには、噛む筋肉の咬筋があります。遠くの親戚より近くの他人。高価な美容クリームより近くの咬筋、かもしれません。我こそと思わん方は、ガム噛みのシワ消しに挑戦してください。

そのほかに、マッサージで表情筋は鍛えにくいですが、継続は力なりです。

若い頃から、お顔もマッサージを続けているという、95歳のおバア様に出会いました。肌年齢は50歳くらいに見えます。シワもたるみもなし。言語はっきり四肢健全。言うことなしの健康体です。マッサージ法も至って簡単、下から上に押し上げるようなマッサージを続けているそうです。実行と継続こそ若さを生むのです。

コラーゲン摂取

皮膚と筋肉の構造を簡単に、しかも極言すれば「皮膚という膜を下から数多くの橋桁のような組織が支えている」となります。そして橋桁組織はご存知のコラーゲンが中心で、大量の水分を含んでいるのです。

コラーゲン橋桁が崩れると、その上の皮膚は支えを失い、落ち込みます。これがシワとなります。落ち込まないまでも、コラーゲン組織が乾燥や紫外線などで弱まれば、皮膚を支える力が弱くなり、皮膚をピーンと張っておくことができなくなる。垂れ下がり現象のたるみ発生です。

そこで改善法。皮膚を支える橋桁がコラーゲン組織ならば、コラーゲンを補給すれば、シワもたるみも消えるだろう。

理論的にはイエスですが、生体はそう単純ではありません。摂取されたコラーゲンはアミノ酸にまで分解され、再合成されて、目的の部位に向かいます。このとき必ずしもシワ部位に向かうとは限りません。どこに行くかは脳の決定次第なのです。

それでも、皮膚を支える組織はコラーゲンです。コラーゲンを豊富に摂取していれば、原料豊富となって、橋桁方向に向かってくれる可能性も高まります。

保湿

橋桁がいくら頑張っても、その上の皮膚が健康でなければ、シワやたるみができます。皮膚が乾燥しパリパリになると、いくら橋桁

肌を支える橋桁組織が弱まるとシワになる

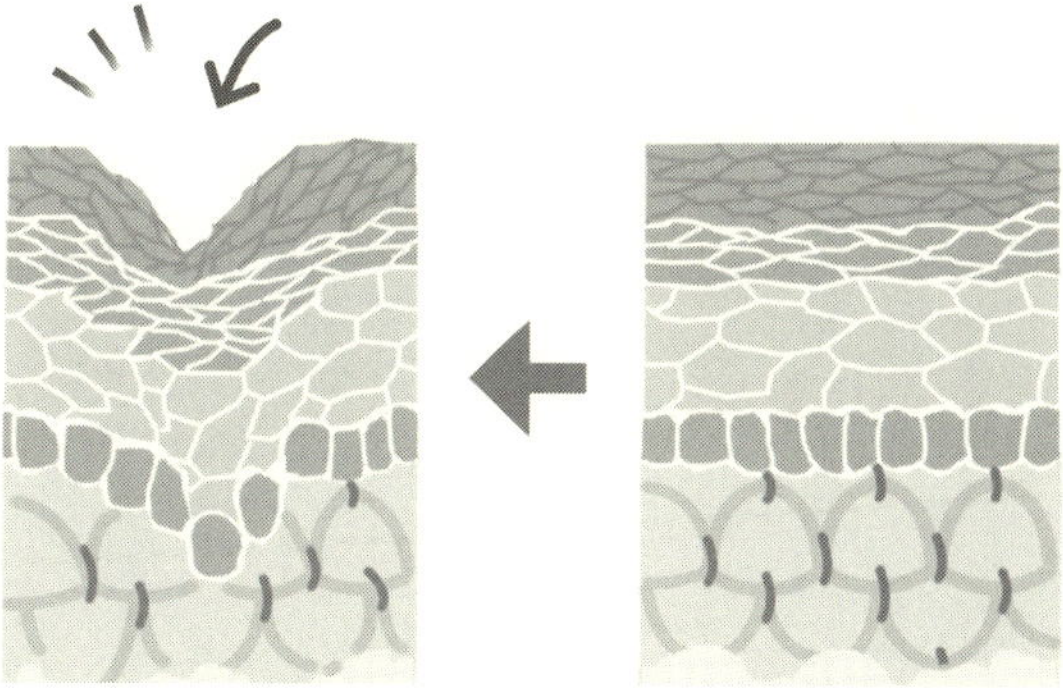

が強固でも、皮膚が折れ曲がるようになってシワができやすくなる。「老化の過程は乾燥の過程」という言葉があります。人間は年を取るほど乾燥が進むのです。

乾燥状態は性差なく進みます。

高齢の男性が皮膚を掻きます。粉が飛び散ります。乾燥で表皮の細胞が縮んで隙間ができ、そこから異物が侵入して肥満細胞を刺激し、痒み物質を作り出します。乾燥した皮膚を掻けば表面がはがれて、粉状になる。これが「粉が散る」です。

皮膚の乾燥はアレルギー症状につながりやすい。お子さんのアトピー性皮膚炎を見てください。皮膚がザラザラした乾燥が見られます。

皮膚病は、乾燥型と非乾燥型に分けられます。アトピー性皮膚炎のようなアレルギー性疾患は乾燥型に入ります。根本療法ではありませんが、充分な保湿だけでも、アトピー性皮膚炎の痒みはかなり軽減します。大分以前の話ですが、アトピーの皮膚乾燥を防ぐために、米国では、「濡れた衣服を着せる」という治療法が考え出されたこともあるほどです。

乾燥とは水分不足を意味します。「じゃ、水を飲もう」もあまり効果がありません。コラーゲン同様に、願うところに水分が届かないことがあるからです。


そこでおすすめは、水分の蒸発や減少を防ぐことです。

皮膚がたっぷり水分を吸い込んだ洗顔後や入浴後に、直ちに保湿剤をたっぷりと塗布しましょう。30分もすると、せっかく取り込んだ水分も蒸発してしまいますからね。保湿剤によって封じ込められた水分は、いくらもがいても出られません。そして皮膚の保湿の役目を果たし、シワやたるみを防いでくれるのです。

「そんな単純な」と疑う人は、お手元の高級クリームを見てください。主成分のほとんどは保湿の役目をしています。

保湿剤で小ジワの消えた症例を、私は複数体験しています。こうして「老化の過程は乾燥の過程」に逆らうのです。

逆らって逆らって、若さを取り戻しましょう。

27

仲間作りを阻む臭《にお》い対策

入浴は効果的

「老臭は加齢による生理現象だから仕方がない」と、気にかけない高齢者もいますが、その悪臭も、お風呂でしっかり洗えば落ちるのです。臭ければ仲間も集まらない。お風呂を面倒がったばっかりに、惨めな孤独になるとは、いかにも情けない。老醜も老臭も、断つには清潔が必要です。

入浴の基本効果は、全身の血液循環の促進、ストレス解消、食欲と安眠の確保、さらには鎮痛効果、洗浄・清潔による皮膚ガンの予防など、どれをとっても高齢者には嬉しい話ばかりです。

最近のことです。山手線の電車に乗りました。お隣に60歳を超えたと思われる紳士が座りました。身なりもきちんとしていて、座るときも、隣の私に軽く会釈をしてからの着席です。当節の若者には見られない美しいマナーです。

ところが紳士が座ってから、私の逆隣の人が席を立って離れ、別の席に移ったのです。私は急に立つわけにもいかず、しばらく我慢していましたが、２駅目で降参して、別の席に移りました。

理由は？　かの紳士の猛烈な異臭、加齢臭です。

人も逃げ出す加齢臭とは、どんな臭いなのでしょうか。古いろうそくの臭い、古本の臭い、新聞紙の臭いなど。このあたりまでならば、まだ我慢できます。食べ物が腐った饐《す》えたような臭いになると、逃げ出したくなります。

それほどの臭いなら、自分でも気が付くはず。

いいえ、気付きません。人間には臭いに慣れる「臭覚疲労現象」があるからです。かの紳士も、臭覚疲労現象のために、自分の加齢臭に気付かない。気付かないから、平気で人前に出られるのです。

加齢で体臭も変わってくる

加齢臭を含めて、体臭は年齢によって、臭《にお》いも、臭う場所も違います。

10代から20代の体臭は、主に汗が原因となる臭いです。脇の下のアポクリン腺から出る汗はタンパク質や脂肪酸、アンモニアを含んでいます。この成分が雑菌と結びついて臭いの原因になります。良く言えば若さの臭い。でも強くなれば「腋臭《えきしゅう》」となり、治療も必要になります。

30代の体臭は、男性の特有の臭いです。例えるなら使い古した油のような臭い。過剰に分泌された皮脂が酸化して飽和脂肪酸になり、臭いの原因になります。最近は「ミドル脂臭」とも呼ばれます。後頭部や首の後ろなどから臭います。

40代からは加齢臭です。「ノネナール」という脂肪酸の一種が酸化した臭いで、ミドル年齢特有の脂っぽい臭いであり、加齢臭とも呼ばれます。加齢臭は「ろうのような香り」や「古い図書館の香り」と呼ばれています。臭う場所は、汗腺から不飽和脂肪酸が多く分泌されている頭皮や耳の後ろあたりです。

孤独年齢になれば老人性難聴も現れるでしょう。「耳元でそっとささやく」ではなくて、「耳元で叫ぶ」が増えてきます。相手があなたの耳元に近づくたびにあなたからの加齢臭攻撃です。悪いことは重なるものです。女性の加齢臭には生活臭も加わりやすい。体の清潔も重要ですが、お部屋のお掃除も臭い対策も必要です。

高齢者の体の洗い方

加齢臭を含めて、体臭の対策は清潔です。といって、ゴシゴシ洗いは厳禁です。加齢臭の漂う年齢になると、皮膚の乾燥も激しくなります。ゴシゴシ洗いによって、乾燥がさらに激しくなり、痒みが現れるから注意が必要です。

高齢者の洗浄は泡洗いです。洗顔と同じ要領で、いっぱいの泡を転がすように、優しく洗う。こうすれば頑固な加齢臭も消えてくれ、皮膚の乾燥も痒みも防げます。

口臭の元、歯周病とその対策

臭いと言えば口臭もあります。

我が国の中高齢者の80％は歯周病に侵されているといいます。歯周病とは、昔流に言えば歯槽膿漏です。歯と歯肉の間に歯周病菌が繁殖する感染症の一種です。

歯周病は歯根や歯根周囲の骨まで侵すので、ある日ぽろりと歯が抜ける。歯抜けが多くなれば、咀嚼力が弱くなって認知症です。

その前に、かなりきつい口臭をもたらします。

困ったことに、歯周病には治療の決め手がない。あるものは、丁寧な歯磨きです。昭和大歯学部の報告では、「歯垢、歯石を落とすためには、30分以上の歯磨きが必要」と言います。

多忙な朝に、30分の歯磨きタイムは無理でしょう。我が国の平均の歯磨き時間は3分とあります。これではとても歯周病に勝てません。

〈解決法その1〉は、入浴時の歯磨きです。

入浴健康法は低温長時間浴です。40度以下の湯温で30分間。この時間を歯磨きに当てるのです。

もっとも、最近では入浴が長すぎると、血栓誕生の恐れありで、15～20分程度がおすすめです。それでも充分に歯周病抑制の効果あり。口臭も防げます。

歯周病の臭いに悩む人は、歯科医師と相談して、歯磨きを励行しましょう。

〈解決法その2〉は、毎食後の歯磨きです。

1日3回の歯磨きになりますから、各回3分以下でも効果が上がります。私は入浴歯磨きと毎食後の歯磨きを続けています。

それにしても歯周病はやっかいです。入浴歯磨きと毎食後の歯磨きで、やっと何とか程度の効果です。将来、歯周病ワクチンも誕生すると言われています。その日まで、歯磨きを頑張り、口臭を防ぐ。それだけでも多くの仲間が集まります。

28 便秘を解消する！

排便のリズムや便秘の原因は人それぞれ

便秘は大敵ですが、数日便が出ないことは医学的には自然なことで、気に病む必要は実はないのです。

そう知っただけで便秘ストレスは随分と解消します。

人間の排便リズムの平均は24時間単位ですが、個別には48時間、72時間、週1単位のリズムもあります。毎日快便でなくても、まあまあ定期的に出ればそれでOKなのです。

高齢になると食事量も運動量も減り、24時間リズムも根底から崩れます。胃腸の関係で遅れることもあるし、食べ物やストレスなどの影響もあります。

便秘の種類は機能性便秘と器質性便秘に分かれ、さらに細かく分かれます。

機能性便秘とは腸管そのものに問題のある場合に見られます。腸管は筋肉の管です。筋肉が弱まれば腸の送り出し（蠕動《ぜんどう》）運動も弱くなり、便秘が発生します。筋肉がゆるむので、弛緩性便秘と呼ばれています。筋肉の弱りがちな高齢者や、もともと筋力の弱い女性に多いのも特徴です。内容物が長時間腸内に留まるため、水分が吸収されて、コロコロのウサギの糞のようになることもあります。

筋力がゆるむのとは反対に、緊張過剰も便秘になります。

ストレスを感じて腸管が異常緊張すると、痙攣《けいれん》状態になり、蠕動運動がなくなり便秘になるのです。痙攣性便秘と呼ばれます。高齢者や寝たきりの人のほか、痔や恥ずかしさなどでトイレを我慢する習慣のある人、神経質な人にも多いようです。

腸閉塞、大腸ガン、腸管癒着などの原因で、腸管に通過障害が起こるために起きる便秘もあります。このタイプでは腸管穿孔《せんこう》などを起こす恐れがあります。血便、激しい腹痛、嘔吐などがあれば、すぐに医療機関を受診してください。

便秘と下痢が交互に起きるタイプもあります。過敏性大腸症候群といって、「お腹の神経症」と考えられるものです。さらに直腸性便秘もあります。便が直腸まで来ているのですが、脳に「便が来た」という報告がなされず起きる便秘です。

ほかにも腸内の善玉菌と悪玉菌のバランスの乱れで起きる腸内環境型便秘や、ダイエットで食べ物を減らすことで起こるダイエット性便秘もあります。

我が国の女性には、半数以上に便秘が見られるといいます。女性は筋肉の質・量ともに弱いので、力みが不足して起きる便秘です。また女性特有の「黄体ホルモン」の問題も加わります。黄体ホルモンには腸の内容物の水分と塩分の吸収を促進する作用があるので、便が固くなり、便秘を起こしやすくなります。月経の前や妊娠初期に見られる便秘は、「黄体ホルモンが関係している」といわれます。

便秘はなるべく早く解消しよう

便秘を放置するのはあまり良くありません。

第一に便は食べ物のカスです。腸内で発酵が起こり、腐敗も発生します。そこに毒性物質も発生するかもしれない。ガンやその他の疾患も起こりやすくなるでしょう。しかし、「長期の便秘では、そのような心配も出てきます」程度の話です。

第二には排便時の困難さです。長時間腸内に留まり、水分が吸収されて固くなった便を押し出すのは非常に苦しく困難です。「ウンウン」と力むと血圧は急上昇。高血圧や動脈硬化があれば、脳卒中も起きるでしょう。

事実、かつてはトイレが脳出血の被害現場でした。一気に力まずに二度三度に分けて力むとその被害が少ないといいます。理由はともかく、便秘はなるべく早く解消してください。

便秘の最も早い解消法は下剤の使用ですが、種類がいろいろあり、自己判断では難しいこともあります。全く効かなかったり、激しい下痢・腹痛があったり、専門医でも悩むことがあります。便秘薬に関する限りでは、西洋薬より漢方薬の方が一歩も二歩も進んでいるようです。ただしそれにもいろいろな使用条件があって非常に難しい。Aさんに効いたが、Bさんには効かないことも少なくありません。服用時には、かかりつけ医や薬剤師とよく相談してください。

ついでながら、一時「宿便」という言葉がはやりました。

便秘が続くと、古い便が腸管のヒダにたまるというのですが、内視鏡の発達した現在、「宿便」は全く否定されています。

便秘対策

(1) 規則正しい3度の食事

繰り返しますが、便は食べ物のカスです。ダイエットばかりでは、カスも出ません。規則正しい3度の食事は便秘治療の原点です。

(2) 全身運動

全身運動には「シェーカー効果」があります。シェーカーとは洋酒カクテルを作るときに使う、あのシェーカーです。全身運動で腸がよく動けば蠕動運動が起こり、便秘が治る、といった具合です。便秘に悩む方は、まず全身運動を始めましょう。ただ歩くだけでもよいですし、緩急をつけて歩くのもよいでしょう。

(3) 腸内環境を整える

腸の蠕動運動は、腸壁の刺激でも発生します。腸壁の刺激には繊維食品をとることが重要です。また、腸内の善玉菌と悪玉菌のバランスが乱れても、便秘は起こります。野菜、海草類、肉類、ヨーグルトなどを多食しましょう。

(4) 下剤

下剤使用は奥の手です。お腹が張る、残便感、食欲低下、肩こり、肌荒れ、イライラなどの症状が現れたら使用を考えます。自己判断ではなく、かかりつけ医やおなじみの薬剤師と相談して、自分に合った（腹痛もなく、自然便のようにすんなり出る）下剤を服用しましょう。ただし下剤には「慣れる」という困った現象もあります。同じ下剤を使い続けていると、効果不充分になるのです。かかりつけ医やおなじみの薬局とよく相談しましょう。

（5）便意を見逃さない

便秘の方の多くは、便意を見逃しているようです。便意の多くは食後、特に朝食後に現れやすい。これを胃腸反射といいます。胃腸は一本の管なので、食べ物が入るとまず胃が動き始めて消化吸収が始まります。腸も動き出せば便の送り出しが始まります。便意は「排便したい」の合図であり、チャンスです。

米国にも便秘は多いらしく「便意があったら、会議中でも何があってもすぐトイレ」が便秘解消法の合言葉だといいます。つまりトイレファーストです。「便意があったらすぐトイレ」こそ、便秘常習者が忘れてはならない一語です。

また、トイレはハッピールームであるべきです。明るく、冬は暖かく夏は涼しく、長時間楽しく過ごせて初めてストレスも解消できるのです。

29 強力助っ人の「免疫力」を高める！

孤独者には強力な助っ人が必要です。

強力な助っ人とは健康であり、健康を支えるのは強力な免疫力です。孤独の上に病気がち。これでは二重苦三重苦です。

免疫とは病気と闘う力です。免疫が弱くなれば、ガンにもなるし認知症にもなります。それほどのことでなくても、風邪の引きまくりも免疫力の低下が原因です。

免疫とはなにか

免疫の本場は腸です。腸には、食べ物と一緒に病原菌やウイルスなどが常に入り込んで来ます。言い換えれば非常に危険な場所でもあります。

だから腸には、病原菌やウイルスなどの外敵を撃退してくれる「免疫細胞」が集まっているのです。全身の免疫細胞の70～80％が腸に集まっています。

腸内免疫細胞は全身から集められた「優れもの集団」です。

驚くことに、免疫細胞は常に侵入してくる病原菌やウイルスの情報を集め、その対処法まで学習しているのです。

その学習の場は、「パイエル板《ばん》」という、扁桃腺や太ももの付け根にあるリンパ節の仲間です。ここで免疫細胞が最初に学ぶことは、入り込んで来た細菌やウイルス、さらにはいろいろな物質が敵であるか、味方であるかの区別です。敵ならば直ちに攻撃開始。味方ならば取り込んで栄養として役立てます。

こうした腸での訓練を受けた免疫細胞たちは、腸だけでなく、血液に乗って全身にも運ばれ、各所で病原菌やウイルスなど、敵を見つけると攻撃を開始します。

つまり腸は、消化吸収目的以外に、免疫細胞を集め、学習させて全身を守っているわけです。

免疫のアウトラインが分かったところで、次なる問題は免疫の増加法です。

免疫は喜怒哀楽と一体

どんな重症でも、病気と闘い勝ち抜くぞ、という「強い気持ち」があれば、病気に負けません。負けぬ気が頑張っているところに免疫軍が駆けつける。つまり、気持ちと免疫は深くつながって病気を退治しているのです。

免疫の正体はなかなか実感できませんが、「気持ち」は免疫より身近な存在といえます。気持ちの原点である喜怒哀楽を実感できるからです。

我々は笑いを中心にして、喜怒哀楽を上手に使い分けられます。しかも、さほど難しくない。だから大いに笑いましょう、楽しみましょう。それでも気分が晴れなかったら、大いに泣きましょう。こうして気分がすっきり晴れれば、その時点で免疫は亢進しているのです。

かなり以前より、笑いと免疫力の関係解明のため、多くの学者たちがその研究に取り組んでいます。そして、ガンなどの難病治療に効果を上げています。そうであれば孤独を蹴散らすくらいラクラクでしょう。

人間は感情の動物といわれます。感情に押し流されず、上手に使い分けてこそ、免疫を取り込めるのです。喜怒哀楽を生かして、孤独に打ち勝ちましょう！

話がとんとん拍子に来ましたが、問題があります。ガンの原因にはウイルス感染説や遺伝因子説もあります。孤独の原因は環境や感情などです。異なる原因の両者をひとまとめにして、同じ方法で対抗して効果が上がるのでしょうか。

奇妙と思われるでしょうが、上がるのです。ガンのような難病治療に、喜怒哀楽を利用する療法は続けられており、確実に効果を上げています。喜怒哀楽の働きで免疫力がアップするからです。

再々お話ししているように、孤独の最高の援軍は仲間です。仲間は喜怒哀楽を共有して免疫力をアップしてくれます。ともに喜び楽しみ、ともに泣き悲しむ。心がつながります。気持ちが通います。

この工程で、自律神経も働くし、ホルモン系も協力します。分かりやすく言えば、喜怒哀楽と免疫が一体になって働き、それぞれの効果を高めるのです。

免疫と自律神経の関わり

「免疫は総合体力の結果」という言葉があります。きわめて重要な一語です。「健全な体には健全な免疫が宿る」ですね。もっと簡単に言えば、「快食・快眠・快便」が、免疫増加にもからむといえます。しかし、言うは易く行うは難しです。高齢になると、快食には老人性消化機能の低下が、快眠には高齢者特有の早朝起床や途中覚醒が邪魔をします。快便も運動量減少で腸の蠕動運動も減り、老人性便秘が生まれます。

それじゃ、絶望だ。いや、救いの方法があります。病気とは病の気です。気と肉体をつなぐものは自律神経です。自律神経も免疫と深く関係します。

実態をつかみにくい免疫は、実は自律神経に大きく影響されています。これは「病は気から」という言葉をうまく説明しているともいえます。どういうことでしょうか。

免疫の主役は血液中の白血球の仲間である「リンパ球」と「顆粒球《かりゅうきゅう》」です。白血球の分類は多種ありますが、ここでは分かりやすくこの二つに分けます。

顆粒球はその人が生まれながらに持っている免疫で「自然免疫」と呼びます。

リンパ球は持っていなかった免疫を生み出すので、「獲得免疫」といいます。獲得免疫の分かりやすい例は、インフルエンザです。予防注射をして、症状も出ないほどの軽いインフルエンザ感染をさせることで免疫を作り抗体を得て、本物のインフルエンザにかかりにくくします。これが獲得免疫であり、免疫療法です。

顆粒球とリンパ球のしくみ

顆粒球とリンパ球には、それぞれの働きがあります。

顆粒球はパトロール隊で全身を回りながら、主として細菌関係の免疫になります。軽い風邪やガン細胞などのやや小型の悪性異物も攻撃の対象で、食い殺すような手段で消滅させます。同時に、悪性の異物の形状や強さなどの情報を本隊であるリンパ球に伝えます。

リンパ球は免疫軍の強力な本隊です。主として、インフルエンザウイルスやガン細胞の塊のような、大型の悪性異物に挑戦します。リンパ球は何ごとも起こらなければ、集合場所のリンパ節で外敵の情報を学習しながら待機しています。いざというときに弱くなってしまわないためです。でも、免疫の仕事は外敵と戦うこと。リンパ節での長逗留《ながとうりゅう》も許されません。

ではリンパ球は、いつどのようにして、リンパ節から出て来るのでしょうか。

ここで自律神経が登場します。自律神経は、緊張の交感神経と、休息の副交感神経に分かれます。さらに心の動きを体に投影する神経でもあります。

もともと顆粒球は交感神経の受け持ち、リンパ球は副交感神経の受け持ちです。重要なのはタイミング、つまり交感神経と副交感神経の切り替えの時期です。この切り替えの前後で、顆粒球が増強したり、リンパ球が増強したりするのです。

このしくみについては、大阪大学免疫学フロンティア研究センターをはじめ、多くの大学の免疫研究部門が貴重な研究に努力しておられます。

たとえば、家の前を掃除する。少しでもきれいにしようと頑張ります。この間、体は交感神経の受け持ちです。仕事には、始まりと終わりがある。掃除も一段落するとほっとします。次の仕事があっても、ほっとしてひと息入れるのです。

「ほっとしてひと息入れる」が重要

この「ほっとしてひと息入れる」ときに、今までの交感神経が下がり、副交感神経が優位になります。白血球から見れば、顆粒球とリンパ球の切り替えのタイミングです。切り替えがスムースであれば、問題も起こりません。

ひと仕事終わって切りの良いところで、「ほっとしてひと息入れる」が切り替えスイッチとなって、自律神経が切り替わり、強力な免疫軍が働き始めます。

健康に良いといわれる運動も同じです。「ほっとしてひと息入れる」ことが重要です。たとえば登山。山登りの最中は交感神経の受け持ちです。顆粒球も増えます。

そして頂上を制覇。

この達成感が、「ほっとしてひと息入れる」をもたらし、強力なリンパ球の免疫軍が現れます。

平均的に、運動が終わったときに、風邪のようなウイルス性の疾患が発生しやすいようです。「忙しくて休みなし。ちょっとひと息入れたとたんに寒気が始まってね。結局は風邪で寝込んじゃったよ」。こんな経験はあるでしょう。そこに満足感や達成感などの強い喜びが不足していたために自律神経の切り替わりスイッチが働かなかったと思われます。

免疫システム発生の道筋

では、いつ頃、こうした便利な免疫のしくみが生まれたのでしょうか。

免疫システムは、心の状態や毎日の生活行動、天候とも深く関係します。過労やストレスなどによっても、白血球の中の顆粒球やリンパ球の割合が変わります。つまり免疫と自律神経は密接に関係しているのです。

超簡単に言えば、活躍の昼間は交感神経優位で、顆粒球が増える。夜間は休息タイムで副交感神経が優位になり、リンパ球が増えます。天候では、晴天は顆粒球、雨天はリンパ球になります。問題は、そのしくみの成立のナゾです。

話は原始の頃に戻ります。

原始時代、原始人たちの昼間は多忙です。エサを求めて野山を駆け回っていた。すると転んだり滑ったり、野獣（エサ）と戦ったりで、大けがをすることがある。ということは、昼間は傷やケガから細菌やウイルスの侵入も多いはずです。細菌の侵入とあれば、顆粒球の出番です。顆粒球は素早く細菌のような病的侵入物を見つけて、むしゃむしゃ食べてくれる。エサ集めのために外傷も増えるだろうから、昼間は交感神経優位になり、顆粒球が増えるようになったのです。

夜は夜で、別のしくみが始まります。原始人の周囲の野獣の多くは夜行性です。照明のない原始人たちは、物音も立てずに、洞穴に隠れるか、木の上に登るかして、息を殺しての静か生活です。

この「穴蔵や木の上が安心の場所」は現在でも残っています。高級レストランのほとんどは、ビルの最上階か地下にあるでしょう。原始の時代の名残です。

静かな生活は疲労回復や消化吸収のための安らぎの時間帯でもあります。消化吸収といえば食べることです。食べれば食物と一緒にウイルスも入ってきます。

食物といっても野獣の食べ残しや病死した獣の腐肉、またはそれに近い余り物です。しかも彼らは火を知らない。知っていても、加熱調理なんて夢にも出てこない。ウイルス感染も当然です。ウイルスに対抗するのは、リンパ球です。

こうして昼間は交感神経の出番で、免疫的には顆粒球が受け持ち、夜は副交感神経の出番でリンパ球の受け持ち、のしくみが生まれ、今日まで続いているのです。

緩急つけて働くと免疫力が上がる

自律神経は心の動きを肉体に投影させる神経です。「病気に負けない、なんとしても勝とう、ぜったい勝つぞ」は心の動きです。その「心の動き」を自律神経が肉体に投影し、治癒に導きます。

その気持ちが大切です。いつもいつも「勝とう、ぜったい勝つぞ」では疲れてしまう。そこで「ぜったい勝つぞ」の後で、ひと息入れる。このタイミングで、免疫軍が全員揃って出動する。「ぜったい勝つぞ」も気持ちなら、「ひと息入れる」も気持ちです。こうして、「病は気から」の言葉が自律神経と結びつくのです。

平均して見ると、高齢者になると、細菌免疫を主とする顆粒球は増加し、逆にウイルスに強いリンパ球が減少します。

いわれてみると、なーるほど。急性扁桃腺炎のような細菌感染は高齢者に少ない。細菌担当の顆粒球が多いからです。逆に、リンパ球の受け持ちであるガンは2人に1人と高率です。何となく納得できますね。


さあ、ここまで来たら、大いに働いて（といっても張り切りすぎないでくださいよ）切りの良いところでひと息入れましょう。「ひと息入れる」が肝心です。働きすぎても休みすぎてもだめですよ。一番困るのは、だらだら仕事、だらだら休みです。

働くことは重要です。働くから、ひと息入れてほっとできるのです。人間とは死ぬまで働く動物なのです。働くから、ほっとできて、免疫力が高まるのです。働いてほっとして、免疫力を高めて、健康孤独を楽しみましょう。

お腹を整えることの大切さ

免疫力の真の活躍の場は腸です。腸内には４００種類以上、１００兆個以上の常在菌がすみついています。多くの人は、これらの常在菌を善玉菌と悪玉菌に分けて、善玉菌が多いほど健康と考えたがります。

しかし、実際には善玉菌は悪玉菌のためにあり、悪玉菌は善玉菌のためにある。つまり、両者のバランスが重要なのです。

最近、「ディスバイオーシス」という腸の状態に関する研究が進んでいます。ディスバイオーシスの意味は「環境関連因子、宿主関連因子などによって誘導される腸内常在細菌叢の構成的かつ機能的変換」、そしてそれらの研究が示しているのは「善玉菌と悪玉菌は、ほど良いバランスであれ」ということです。それは、下痢もなく、便秘もなく、腹痛や腹部違和感もないといった状態を指します。お腹に苦痛や症状がなければそれで70％はＯＫです。

では、こうしたお腹の良い状態を作れば、免疫力は向上し、気力も充実し、健康でいられるのか？　イエスです。

漢方薬に補中益気湯《ほちゅうえっきとう》という薬があります。漢方薬特有の考え方ですが、簡単に言えば、補中益気湯は元気回復剤です。しかも、その方法がお腹経由で心身の健康を作るというのです。補中益気湯の「補」は「補う」、「中」は腹部の意味です。つまりお腹を元気にして、全身の健康を作ろうというお薬なのです。

「本当にそんなことができるのか」。できますとも。

「腸内環境を整える」には不思議な力が潜んでいるのです。精神・神経不安定性、自閉症、多発性硬化症、気管支喘息、非アルコール性肝炎、肥満、糖尿病、炎症性腸炎、動脈硬化など、広い範囲の病気に、「腸内環境を整える」は有効とされています。

「お腹を整える」は、ガンにも有効です。ガン治療では、ガンそのものの悪影響や、抗ガン剤の影響で、心身ともに疲れ果てます。こうした状態のときの第一選択剤が補中益気湯です。心身が元気になれば、抗ガン剤の副作用にも耐えられます。

またお腹を整えると、免疫力も上がります。補中益気湯の免疫力アップは学会でも証明されています。どうしてもインフルエンザにかかりたくないときに服用すると、予防効果も認められます。

要するに、快食・快眠・快便が総合体力の向上をはかり、免疫力アップにつながるのです。しっかり食べてしっかり寝て、出すものを出せば健康になれて免疫力も上がる。こうなれば自然に健康不安も消える。心地よい孤独はすぐそばです。

念のために、こんな方法もあります。

腸内環境の整った他人の大便を、自分の腸内に注入する方法です。オランダで発表された方法ですが、かなりの効果を上げています。抵抗のある方もあるでしょうが、善玉菌と悪玉菌のバランス調整には納得できる方法です。

腸内環境を整えるとはそれほど重要なことなのです。

30

4つの「生きる力」を取り戻す

老いるということは、何ごとにもマイナスです。なにより「老いる」という言葉が気に入らない。引き込まれるような、寂しい響きです。

認知症の最大の原因は老いることです。孤独も動脈硬化だって高血圧だって、「老いる」がからみます。「老いる」は何人も逃れらない生理現象です。

でも、老いには個人差があります。個人差を最大限に利用して、「老いる」に反抗しましょう。

東京都立総合老人研究所の発表では、老いると4つの力を失うといいます。4つの力とは、〈立つ力〉、〈歩く力〉、〈握る力〉、〈噛む力〉です。この4つの力をよくよく見ると、生きる力なのです。

立った方が遠くまで見渡せるから、エサ探しには好都合です。見つけたエサに追いつくためにも歩く力は重要になります。エサにたどり着いたら、しっかり捕まえる必要があります。逃げられれば食事なし。エサを捕まえたら、次は「食べる」です。そのためには、しっかり噛むことです。噛む力が衰えれば、エネルギーも取り込めず、栄養失調はすぐそこ。「老いる」が猛烈な勢いで迫って来るのです。

①〈立つ力〉

ことの始まりに、立ってみましょう。

姿勢よく立てますか、カッコよく立てますか。最初は、椅子や机につかまって、転倒防止を確保しましょう。確保できたら、ゆっくりと立ち上がる。立ち上がったら、そのままの姿勢で、「イチ、ニイ、サン」と数えてから座る。

立ち座りはゆっくりが原則です。急にすると、脳の

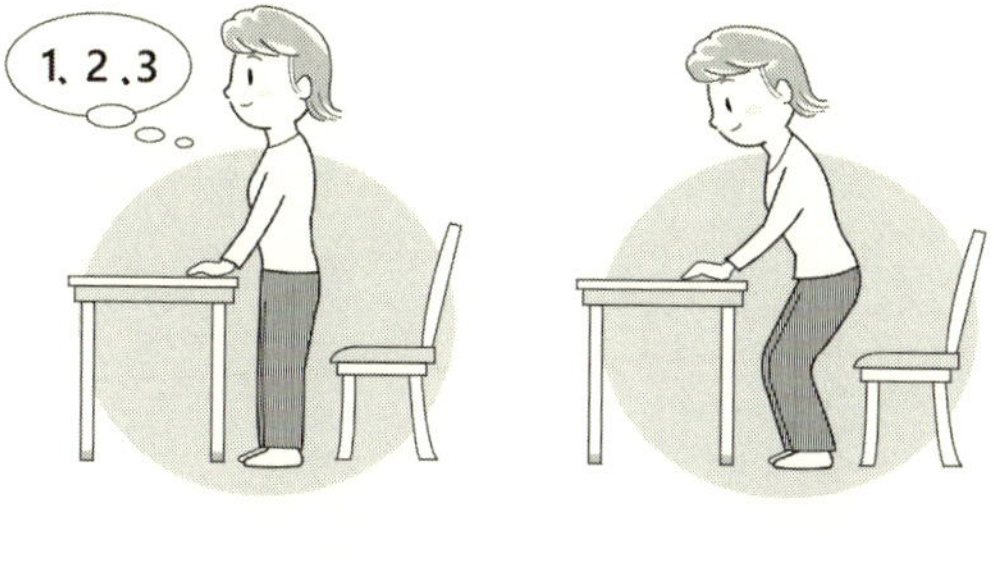

血管が硬化している年齢では、めまいや頭痛を起こすことがあります。

正しい姿勢での起立の基本は、「体重を軽くつま先にかける」です。この「正しい姿勢での起立」は、そのまま次の「歩く力」につながります。

②〈歩く力〉

正しい姿勢での「立つ」ができたら、正しい姿勢のままで歩き始めます。

足の運びは「あおり足」です。かかとの外側から接地して、足の親指で蹴り出すように前進して歩きます。あおり足歩行が正しくできているかは、靴の裏を見ればすぐに分かります。正しくできていれば、かかとの外側、足の外側、親指の部分が減ります。

この3点の減り具合が、健康歩行の目印です。かかとの後半だけが減るようならば、足を引きずって歩

「あおり足」は親指を意識する

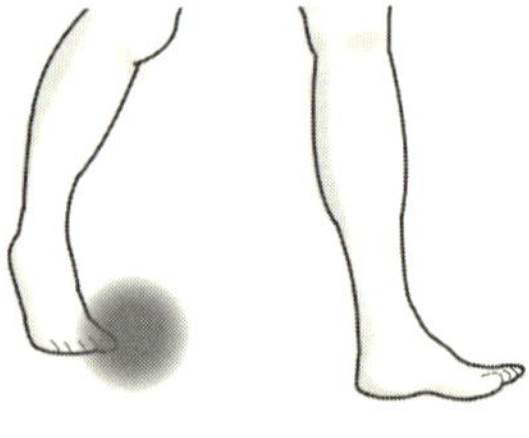

いている証拠です。足先だけが減っていれば猫背になっています。

「足の親指で蹴り出す」は、足の親指を意識するだけでよろしい。難しければ、腰を前に押し出すように心して歩くのも良いでしょう。背筋を伸ばし胸を張る。このままで歩くだけでも、カッコよく歩けます。

次は歩く速度です。歩く力をつけるため、老化を防ぐためには、歩く速度は重要です。それでも老いの身は悲しい。心では分かっていても、早く歩けないのです。

そこで、こんな工夫が必要になります。歩行に緩急を混ぜるのです。

まず早歩きで歩きます。この早歩きも、いつもの歩行よりやや早いくらいでＯＫです。疲れた、無理だ、と思ったら、ゆっくり歩行に戻します。ゆっくり歩行でひと休み。次は、またやや早めの歩行に戻ります。

こうして緩急の歩行速度を混ぜると、肉体ばかりではなく、心まで元気になると、信州大の調査では報告しています。

また、「イチニ・イチニ」の号令とともに歩くのも効果的です。

「おもいッきりテレビ」で実験したところ、高齢者ほど号令を上手に使うようです。

そういえば昔の兵隊さんは、「おいっちに、おいっちに」の号令とともに歩くといわれていましたね。

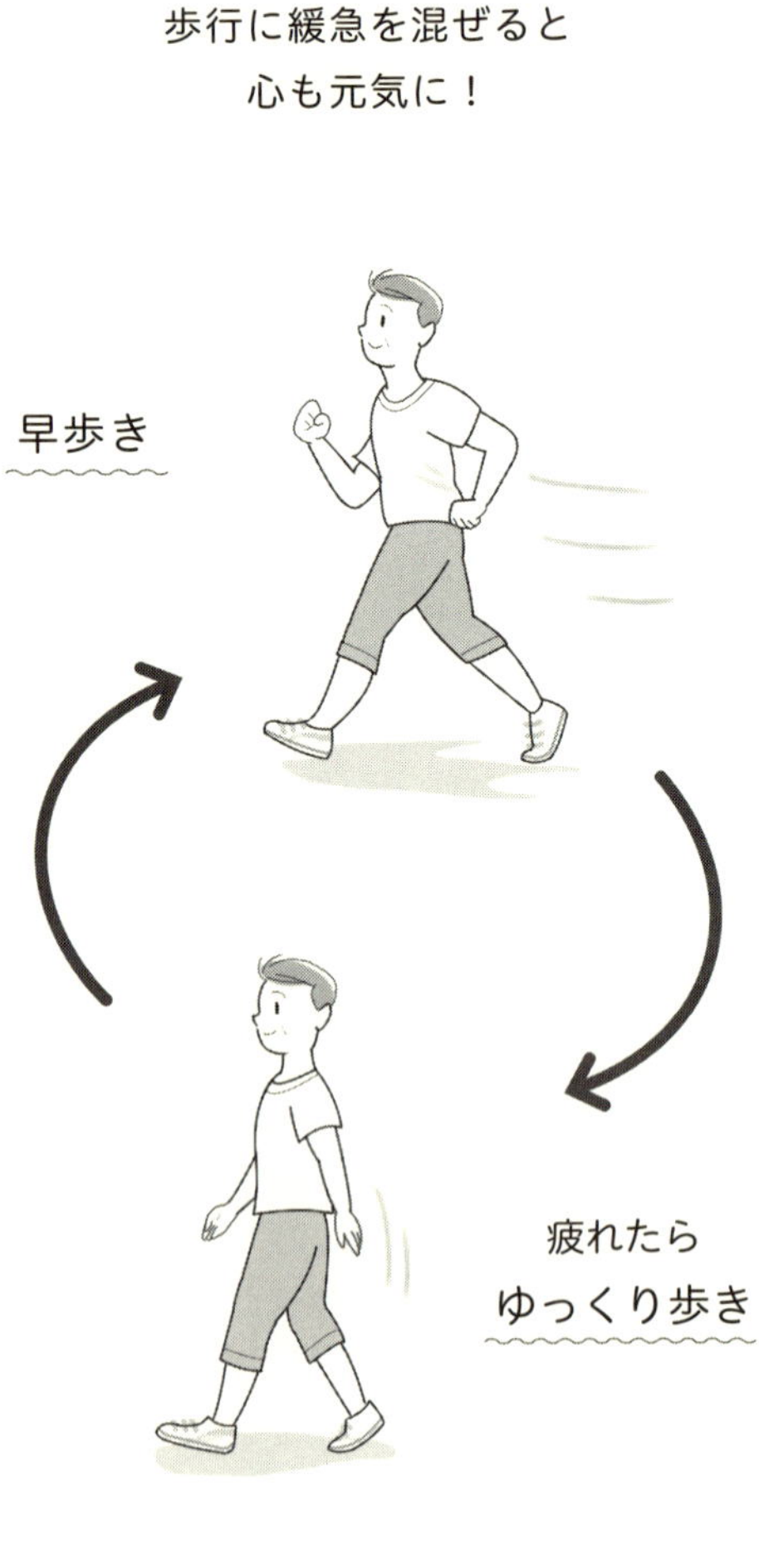

歩行に緩急を混ぜると
心も元気に！
早歩き
疲れたら
ゆっくり歩き

③〈握る力〉

次は「握る力」です。毎日の生活行動の中で、「握る」「つまむ」の行為は意外と多いものです。

あるとき、大阪からの帰路、新幹線に乗りました。お隣は初老の紳士。どっかりと座り、早速缶ビール。肴はポリ袋に入ったチーズ鱈。ところが、ポリ袋がなかなか開かないのです。ポリ袋が丈夫すぎるのか、はたまた指の力が弱いのか、とうとう東京まで開かずのポリ袋になってしまいました。

「握る力」「つまむ力」の強化は簡単です。テレビでも見ながら、丸く巻いたタオルを握ったり離したりの繰り返しをします。繰

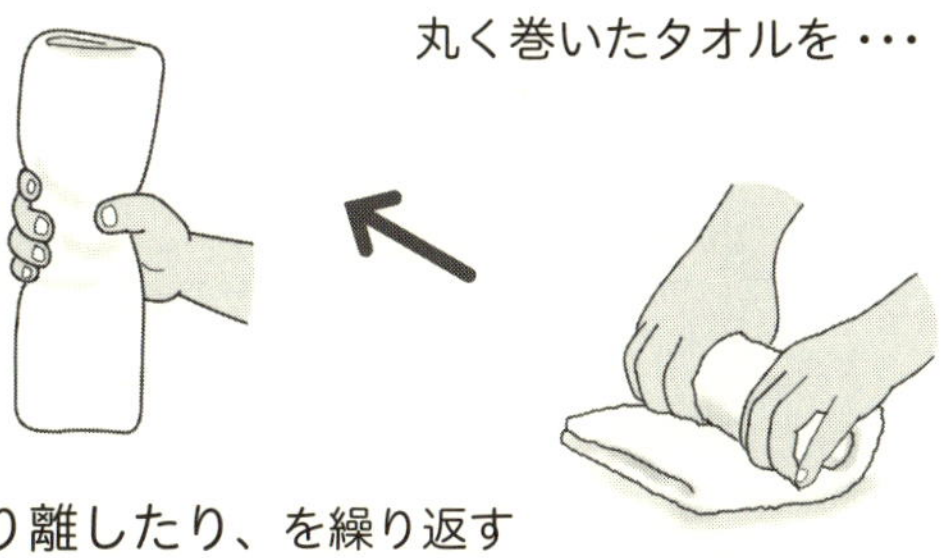

り返していると、指にも手にも腕にも力がこもります。ポリ袋にだって負けません。こうして、握る力も生きる力も取り戻すのです。

④〈噛む力〉

噛む力については、前にもお話ししました。

ところで噛む力は、平均すると体重と同じといいます。体重50kgの人は、噛む力も50kg。基本的には体重を増やせば噛む力も増えるといいます。

ただし、ただの脂肪太りでは効果が少ないでしょう。

高齢者の太りすぎはマイナス面が多いですが、痩せすぎはもっと悲惨です。病気との闘いは、最終的に体力勝負です。

ガンでの死亡の多くは餓死です。ガンになると、いろいろな理由で猛烈な食欲不振が現れます。食べられないと体力はますます低下します。やせ衰えた肉体では、ガンに勝てません。もちろん孤独にも勝てません。

理由はともかく、食欲不振で食べられなければ、体力は確実に低下します。食欲不振がひどければ、前にお話しした「偏食」です。肥満は悪、痩せすぎ大悪。孤独に勝つにも、無用の痩身は慎んでください。

さあ、４つの力が回復しました。後は結果を待つだけ、頑張りましょう。頑張って頑張って、孤独に勝ちましょう。たしかに孤独は寂しい。寂しすぎて惨めにもなります。しかし、寂しい、惨めだで終われば、晩節を汚すことになります。

「終わり良ければすべて良し」。晩節を汚さず、心地よい孤独を楽しみましょう。

高齢者孤独を減らすための提言

介護の心は「愛」

最近、高齢者施設で、介護者による暴力事件が新聞紙上を騒がせています。

認知能力の低下した認知症老人の心に、最初に湧くのは敵と味方の区別です。これは本能に近いものです。

認知症老人の徹底抗戦の戦いぶりは、なんでもかんでも反対行動です。洋服を着ろといえば脱ぐ、脱げといえば着る。

認知症老人は弱い存在です。それだけに我が身を守る意識が強いのです。反対行動も、弱い我が身を守るためですから、猛烈なものになります。

さらに認知機能が極端に低下したボケ老人に、最後まで残る感情は、侮蔑と叱声に対する怒りです。このことを知らないと、大事件にもつながります。

介護人の多くは、こうした認知症老人の心理を知りません。おしめの換え方やお風呂の入れ方を学習しても、孤独老人の心理は教育されていない。だから認知症老人の敵味方の区別や反対行動を、超わがままとしか受け止めない。ならば矯正しようとなって、暴力行為や殺傷事件が生まれるのです。

介護の心は「愛」です。「愛」の心がなければ、認知症老人の異常行動を受け止められない。「愛」があってもその心が認知症老人に伝わらなければ、やはり事件は起きてしまいます。

介護人の「愛」の心を伝えるものは笑顔です。徹底的な笑顔です。笑顔が常にあれば、凍り付いたような認知症老人の心も溶け出します。そして、介護人を味方と認めてくれます。すると、態度も一変。仲良しクラブの関係が始まります。

だから健康老人ならばなおさらです。「孤独だから寂しいだろう」だけでは解決しません。だからこそ、より多くの笑顔が必要になります。

笑顔の意味するところもより伝わるでしょう。そして強固な超仲良しクラブが生まれ、孤独は消え去ってくれます。

親孝行のすすめ

多忙の中に、暇を見つけて行うのが真の親孝行。暇を見つけての親孝行は、将来必ず自分に返ってきます。

核家族になってからは、家庭内に老いた祖父や祖母がいなくなりました。いないから、子らは親孝行のまね学習ができなくなったのです。

ここで一番、大奮起をして、暇を見つけての親孝行をしてみましょう。盆暮れの挨拶も親孝行のチャンスです。誕生日のプレゼントも老いた親には類なき宝石です。「元気ですか。暇を見つけて必ず行くからね」の電話も天使の声に聞こえます。

前章でもお話ししたように、こうした親孝行を見習う子らは、あなたが老いたとき、「親孝行とはこうするのだ」と学習します。そして、親孝行があなたに返ってきます。

日本語も乱れました。「親孝行」という言葉すら知らない子もいるとか。「おやこうこうって、どんなお新香」と質問する有様です。

こんなこともありました。ある講演会場で、深呼吸の話をしました。30代後半のお母さまからの質問です。

「しんこきゅうって、新しい呼吸法でしょうか」

国語力の低下ですね。親孝行を知らなくても、当然かもしれない。


ある自称進歩的な評論家が、「親孝行とか愛国心などは自然発生するもので、その自然発生が尊いのです」と言いました。

とんでもない誤解です。これはとんでもない迷答です。親孝行も愛国心も学習しなければ分からない、知らない事象です。特に親孝行や愛国心などは抽象的で分かりにくいから、見本を示す必要があります。

日本帝国海軍の山本五十六連合艦隊司令長官は、「やってみせ、言って聞かせてさせてみせ、ほめてやらねば人は動かじ」を肝に銘じていたそうです。人はここまでしなければ、こちらの思うようには動いてくれません。親孝行も同じです。

「人情紙風船」という言葉があります。「人情とはもろいもの」と言いたかったのでしょう。人情紙風船の代表が親不孝でしょうか。これでは、仲間募集中の孤独老人は安心できませんね。

親孝行教育も、時代の流れで、「敬老」という言葉に変わりました。

現代は、自己中心の時代です。アメリカのトランプ大統領みたいに「アメリカ自分ファースト」。日本も自分ファーストです。自分ファーストだから親はセカンド、孤独老人なんてサードかフォースになってしまう。核家族になって以来、親孝行はいっそう影を潜めました。

「遠くの親戚より、近くの他人」を、しみじみと感ずる今日このごろです。

剣聖宮本武蔵は「我れ神仏を尊んでも神仏を恃《たの》まず」と言いました。

孤独老人も同じです。「仲間は必要だし尊い。でも過剰な期待は止めよう」です。期待するより、まず自分が強くなることです。そのためには、自分の長所を見つけて、自信をつけることです。

「長所がない、取り柄がない」

いいえ、そんなことはありません。探せば、きっと他の人に負けない何かがあるはずです。その長所を頼りに自信に結びつけます。

それでも足りなければ、やせ我慢です。やせ我慢も限度を超えたら、役所の窓を叩きます。役所は仕事ですから、充分でなくても、それなりの援助や助言もしてくれる。仲間作りも知恵、役所の窓を叩くのも知恵。ありとあらゆる知恵を絞り、ありとあらゆるものを利用して、孤独と闘うのです。

頑張れ孤独老人！

高齢者にとって遺産は最後の砦

遺産は高齢者の最後の砦です。最後の砦を失えば、老いた親はすぐに見捨てられます。

それにしても、政府のお偉方は下々の事情に疎《うと》いですね。最近、さすがのアベノミクスもやや出遅れの形です。やたらと遺産の生前贈与を推し進めています。

私の周囲には高齢の患者さんが多い。その高齢の患者さんと家族の関係を見ていると、政府が促進している遺産生前贈与は、絶対にしてはならないと思わざるを得ないのです。繰り返しますが、遺産は高齢者の最後の砦です。砦を失った高齢者は抵抗する術を失います。

おまけに、現代は親孝行皆無の時代です。生前贈与したとたんに、息子も嫁も待っていましたとばかりに、老いた両親を施設に放り込む。さもなくば濡れ落ち葉以下の邪魔者として扱います。

生前贈与推進派の説によれば、遺産が若い者に入ると、お金が有効に使われて、経済力が増すというのです。老人のお金は死に金、若い人のお金は生きたお金なのでしょうか。

残念ながら、「老人のお金は死に金」説は、ある意味本当かもしれない。理由は「オレオレ詐欺」です。「だまされないで。気を付けてね」と、あれほど何回も話しても、コロリとだまされる。そして本来は息子や娘に行くべき数千万のお金が、縁もゆかりもない詐欺犯の懐に入るのです。残念至極。

オキシトシン療法で小さな親孝行

そこで、この項では、残念至極の予防のためにも、「小さな親孝行」をご伝授しましょう。「小さな親孝行」は効果絶大で、費用はゼロです。方法は、10分間くらい、両手で親の背中を優しくなでるだけでOKです。

背中をなでる行為は、オキシトシン療法といって、記憶力低下や認知症の予防に有効で、最近注目されています。テレビでおなじみの「ためしてガッテン」でも紹介されました。

背中をなでてもらうと、非常に気持ちが良い。体験者によると、愛する息子や娘に背中をなでてもらうと、「天にも昇る心地よさ」だそうです。背中なでの気持ちよさは、予想以上の好結果をもたらします。脳内からオキシトシンという物質の分泌を促すのです。

オキシトシンは脳内ホルモンの一種で、脳内の奥深くにある視床下部あたりから出ます。そしてオキシトシンの別名は「信頼ホルモン」「愛情ホルモン」です！

この「信頼」や「愛情」に目をつけた多数の大学では早速実行。自閉症解決により良い効果を生み出しています。

もともとオキシトシンは子宮収縮薬や陣痛促進剤として使われていましたが、その後の研究でいろいろなことが判明しました。

まず、闘争欲を減少させる。ということは、怒りん坊や無用の反抗、さらにはイライラの解消をもたらす。同時に闘争欲や恐怖心も減少するから、落ち着いて一つのことに集中が可能になる。闘争欲の減少は、孤独老人にとって非常に重要です。孤独老人は不平不満の塊です。ちょっとしたことでも、すぐに腹を立てる。これでは仲間が集まりません。

ここでオキシトシンが登場すれば無用の腹立ちを収めてくれ、もちろん仲間も集まります。集まれば孤独は退散です。

集中力が増せば、物忘れも減少する。認知症にも明るい希望が生まれて来る。

「愛情ホルモン」オキシトシン

脳内ホルモンのオキシトシンが分泌されると
闘争欲や恐怖心が減少する

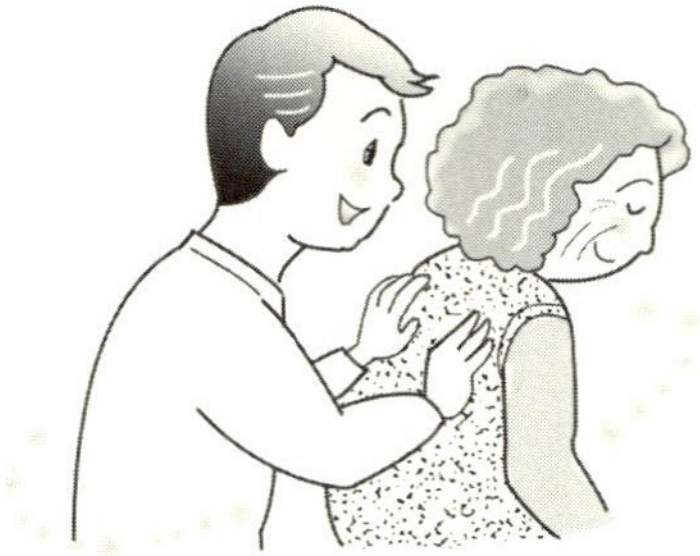

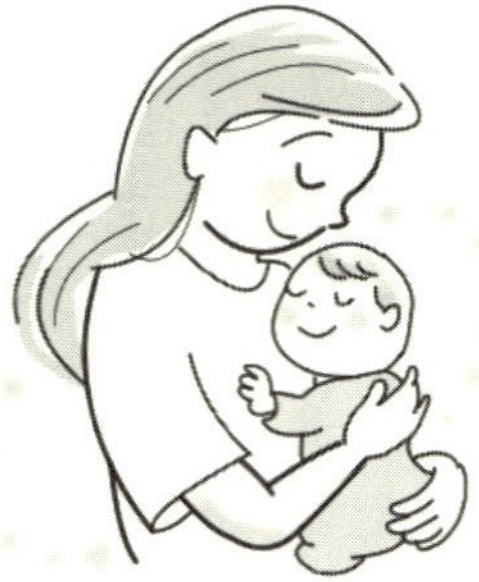

易怒性《いど》や反抗、イライラが解消されれば、介護成績も向上する。信頼の感情も生まれ、良好な対人関係が築かれることになります。

こうして、「誰にでも好かれるお年寄り」が誕生します。そうなると、仲間も集まるし、社会性が向上する。孤独も認知症も遠ざかるでしょう。

「背中をなでる」の正体は、イヌ、ネコ、サルなど動物が行っている「グルーミング（毛繕い）行動」の一種です。体毛のない人類では、代わりに、直接接触のスキンシップを行います。

母親が赤ちゃんを抱っこする、恋人同士が手をつなぐなどです。おしゃべりにも、オキシトシン効果が現れます。家族団らんのおしゃべり、井戸端会議の大演説、居酒屋や赤提灯などでのダベリングでも、オキシトシンが大いに分泌されます。

最近は、どうもオキシトシン分泌減少の時代らしい。

家族の絆がたいへん薄くなり、あってはならない親子の間の争いも多発していま

す。親孝行は過去の言葉になったのでしょうか。

親孝行を忘れた罰は当然来ます。その実例が「オレオレ詐欺」です。息子にも娘にも相手にされない老人たちです。詐欺犯から電話で優しく話しかけられると、たまりにたまったオキシトシンが大量分泌されて、相手をすぐに信用してしまう。詐欺犯は、そのあたりの心の動きを心理学者より充分に心得ています。優しく分かりやすく話しかけて、ジイ様やバア様の脳内に多量のオキシトシンの分泌を促すのです。

脳内にたっぷりのオキシトシンが分泌されれば、もう信頼は充分すぎるほどあります。後は詐欺犯の言うとおりに、数千万のお金を送金してしまう。その結果、子らに来るべき大金は詐欺犯人の手元に流れてゆく。そして老いた両親は責められる。

でも、真に責められるべきは親孝行を忘れた子らです。背中なでの親孝行があったら、「お父さんもお母さんも元気ですか」の10秒電話があったら、暇を見つけての訪問があったら、数百万、数千万のお金は無事に子らの手元に残ったはずです。

親不孝の罰、とでもいいましょうか。大きなお灸を据えられたものです。

生前贈与促進より親孝行教育を

現実的な金銭のお話をしましょう。

ボケて施設行きになれば、それなりに高額の費用がかかります。ボケなければ、その費用は不要になる。つまり、「親孝行は金儲け」なのです。金儲けと聞けば、よほどの親不孝者でも、親の背中をなでられるでしょう。

生前贈与促進より親孝行教育をもっと充分に行ってもらいたいものです。

親孝行教育さえしっかりとしていれば、若者には生きたお金が入り、老いた老親も安心して余生を楽しめます。最後の砦を失った哀れな両親に、救いの手を差し伸べてください。そうでなければ、高齢者の遺産は子らにも行かず、政府にも行かず、詐欺犯だけを喜ばせるだけです。これで良いのですか。

「うちの親たちには、オレがついている。同居ではないが、いつも心配している。

心は通じてるはずだ。オキシトシンなんて、無用々々」

それは希望的空想にすぎませんよ。心配だけでは役に立たない。実際の行動が欲しいのです。電話もなし、顔も見せない。これでは、オキシトシン効果も詐欺犯の方向に向いてしまいますよ。

孤独な親たちは、あなたの顔が見たいのです、肌に触りたいのです。親たちを「電話孤独」や「声だけ孤独」にしないでください。

老化は大仕事

高齢者には逃れられない症状があります。サルコペニアです。サルコペニアとは筋肉の量が減り、質が低下する症状です。やせ衰えて、力が失せます。

その失せ方も尋常ではない。颯爽と歩くなんて、とても無理。立つことさえもやっとです。とにかく、老化は大仕事なのです。論より証拠。老化体験セットを体験してみましょう。その内容は次のとおりです。

・ヘッドホーンで老人性難聴を体験します。
・茶系のゴーグルで、白内障の見にくさを体験します。
・重量入りのリュックで加齢性の全身筋力低下を体験します。
・重り付きのサポーターで四肢関節の動きにくさを体験します。
・手袋で手指の触覚、圧覚、温覚などの劣化を体験します。
・靴型サポーターでつまずきやすさを体験します。
・杖を使い、不慣れな3本足歩行の困難さを体験します。

高校生や大学生に、これらの器具をつけてもらいます。30分もすると、「ああ疲れた。もうだめだ」と音を上げます。若い彼らでも、この有様です。

もちろん高齢者も疲れます。加齢は日々にわずかずつ重なるので、その間に疲れにも慣れてしまうのです。「年を取れば当たり前」との諦めもあるでしょう。

しかし疲労は「老化の進行」という形で確実に弊害を残します。老化という重労働、大仕事には大量のエネルギーが必要です。

エネルギー補給は食べることからです。高齢者になったら、若い人の倍も食べましょう。山海の珍味をたくさん食べましょう。老化という大仕事を無事にこなせて、初めて心地よい孤独が可能になるのです。

ここまでお読み頂いて、誠にありがとうございました。

本書が少しでも孤独生活の救いになれば、望外の喜びです。

「終わり良ければすべて良し」。皆様、頑張りましょう。

お一人でも多くの孤独老人に幸いの来たるよう、お祈り申し上げます。

ありがとうございました。

松原　英多

松原英多（まつばらえいた）

東京生まれ。医学博士・内科医・日本東洋医学会専門医・良導絡学会専門医・エビス診療所院長。

東邦大学医学部卒業後、アメリカ・カナダに4年間遊学。帰国後、母校にて大脳生理学を研究するほか、東洋医学・臨床心理学・催眠療法を学ぶ。日本テレビ系列「午後は○○おもいッきりテレビ」のホームドクターとして知られる。

講演会も積極的に行なっており、長年の経験と研究に最新の医学情報を取り入れながら、からだや脳の健康を積極的に守る身近で意外な方法と知恵をわかりやすく、楽しく語っている。

著書に、『知ってて知らないからだ常識』（青春出版社）、『高血圧は「深い呼吸」で治す』（PHP研究所）、『人の名前が出てこなくなったときに読む本』（KKロングセラーズ）など多数。

わがままに老い支度 いずれ来る孤独への30の提案

2019年　8月1日　初版第1刷発行

著　者　松原英多
発行者　山口春嶽
発行所　桜の花出版株式会社
〒194-0021　東京都町田市中町1-12-16-401
電話 042-785-4442
発売元　株式会社星雲社
〒112-0005　東京都文京区水道1-3-30
電話 03-3868-3275
印刷・製本　株式会社シナノ

ISBN978-4-434-26115-2 C2247

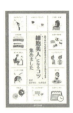

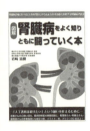